CONSIDÉRATIONS

SUR LES

FORMES DE L'ALIÉNATION MENTALE,

OBSERVÉES

DANS L'ASILE DÉPARTEMENTAL D'ALIÉNÉS

DE

STÉPHANSFELD,

PENDANT LES ANNÉES 1836, 1837, 1838, 1839;

PAR

L. F. E. RENAUDIN,

DOCTEUR ÈS SCIENCES ET EN MÉDECINE.

> Antequam de remediis statuatur, primùm
> constare opportet quis morbus et quæ
> morbi causa.
>
> BUILLON.

STRASBOURG,

CHEZ DERIVAUX, LIBRAIRE.

PARIS,

J. B. BAILLIÈRE, libraire de l'Académie royale de Médecine.

1841.

STRASBOURG, de l'imprimerie de L. F. Le Roux.

AVANT-PROPOS.

Antequam de remediis statuatur, primùm
constare opportet quis morbus et quæ
morbi causa.

BUILLON.

PERSUADÉ que c'est surtout dans l'étude de l'aliénation mentale que l'on doit faire l'application
de ce sage précepte d'un des plus célèbres médecins du 16ᵉ siècle, j'ai entièrement consacré ce
second mémoire à l'examen des principales questions que soulève l'étiologie et le diagnostic des
diverses formes du délire. Ce mémoire sert de
complément et d'explication aux résultats consignés dans la notice que j'ai publiée l'année dernière[1]. L'observation attentive des causes, des
conditions de causalité et des symptômes des affections mentales, fera mieux comprendre les
principes qui m'ont guidé dans le traitement des

---

[1] *Notice statistique sur les aliénés du département du Bas-Rhin,
d'après les observations recueillies à l'hospice de Stéphansfeld, pendant les années* 1836, 1837, 1838, 1839.

malades confiés à mes soins. Comme j'ai l'intention d'en faire l'objet d'un troisième mémoire, j'ose espérer qu'on ne sera pas étonné qu'il en soit à peine question dans celui-ci.

Cependant je tiens dès à présent à indiquer en quelques mots mon opinion sur les moyens et le but du traitement.

Il est impossible, selon moi, d'admettre une distinction entre le *traitement moral* et le *traitement médical*. La connaissance des faits les plus élémentaires suffit pour démontrer combien un tel principe est erroné. *Traiter* une maladie c'est employer pour la guérir, pour en diminuer la gravité, ou pour en reculer la terminaison funeste, tous les moyens propres à remplir les indications qui se présentent. La *Médecine* est la science qui nous apprend à connaître ces indications et ces moyens.

La folie, maladie très-compliquée et trop souvent très-grave, présente à notre observation les phénomènes les plus variés. Le traitement qu'elle réclame, doit donc se composer d'une certaine association de moyens appropriés aux symptômes ou groupes de symptômes qui constituent telle ou telle forme du délire. Chacun d'eux a une importance relative, et la *sagacité* du médecin se reconnaît au discernement avec lequel il sait en combiner l'emploi. L'expérience m'a appris que l'on ne peut assez se défier de ces idées générales émises *à priori*, sans qu'on puisse les appuyer sur une base solide. Elles peuvent séduire un instant par une apparence de vérité et de simplicité, elles peuvent même quelquefois en imposer à la foule, mais après une observation attentive, on arrive tôt ou tard à les réduire à leur juste valeur.

La régularité du régime, des habitudes, des occupations, l'éloignement des causes qui ont contribué à développer la maladie ou qui peuvent encore l'aggraver, l'emploi judicieux des agents physiques propres à apporter dans la constitution des modifications salutaires ou à favoriser les efforts de la nature, enfin l'application minutieuse de toutes les prescriptions de l'hygiène; tel est l'ensemble des principaux moyens auxquels on a recours dans le traitement des aliénés et que l'on varie suivant les circonstances. Les maladies organiques ou dynamiques que nous rencontrons chez presque tous les fous, les accidents subits auxquels ils sont exposés, les complications graves qui surviennent presqu'à l'improviste, doivent attirer d'autant plus notre attention, que dans la plupart des cas les malades ne peuvent fournir aucun renseignement, et que très-souvent les symptômes sont loin de correspondre avec la gravité réelle du mal. Enfin, dans la population de chaque asile, il est une classe nombreuse d'individus qui réclament des soins d'autant plus assidus, que la maladie a fait des progrès plus notables. Exposés plus que les autres à la fâcheuse influence des agents physiques, privés de toute force de réaction, ces malades n'ont pour ainsi dire qu'une vie incomplète, et tout ce que l'on peut demander au médecin, c'est de prolonger leur existence et de la rendre moins pénible.

Quant à la véritable *partie morale* du traitement, nous la trouvons dans la philanthropie éclairée des administrateurs et dans le zèle soutenu des divers employés, dont tous les efforts concourent au même but, le soulagement des infortunés confiés à leurs soins. Mais si, au contraire, le médecin rencontre des obstacles dans le mauvais vouloir de personnes qui placent leur intérêt avant les devoirs qui leur sont imposés, sa tâche est trop pénible, le succès difficile, et le soin de sa réputation exige qu'il repousse la solidarité des abus qui l'entravent.

Me bornant pour aujourd'hui au rôle d'observateur, je cherche à établir des rapports entre les faits et à en déduire quelques corollaires, comme je l'ai déjà fait pour tous les résultats susceptibles d'être présentés sous la forme numérique. Ce n'est pas comme un traité complet sur la folie que je présente ce mémoire, qui n'est qu'une histoire succinctement résumée des cas les plus saillants observés à Stéphansfeld. Comme je n'ai voulu rapporter que ce que j'ai vu, j'ai dû laisser subsister, dans la description de chaque forme du délire, des lacunes qui dépendent en grande partie de la brièveté de la période que comprend cette notice. Quant aux observations, si je n'en ai fait le plus souvent qu'une analyse assez courte, c'est qu'en raison de quelques circonstances, j'ai dû mettre une certaine réserve dans mes citations; je n'ai d'ailleurs supprimé que des détails inutiles qui ne pouvaient pas trouver place dans le cadre que je me suis tracé.

Faire connaître les principes qui m'ont servi de règles dans les dispositions des éléments de

la statistique, et exposer les résultats de l'observation sur l'étiologie et le diagnostic, tel est l'objet de cette notice, à laquelle je regrette beaucoup de ne pouvoir joindre une revue clinique
de l'infirmerie de l'asile. Malgré les difficultés
que m'a présentées la rédaction de ce travail
dans ma position actuelle, un désir sincère d'être
utile m'a déterminé à le publier. Je laisse au
lecteur à décider si j'ai atteint le but que je me
suis proposé.

CONSIDÉRATIONS

SUR LES FORMES DE L'ALIÉNATION MENTALE,

OBSERVÉES

Dans l'asile départemental d'aliénés de Stéphansfeld,

pendant les années 1836, 1837, 1838, 1839.

CHAPITRE Iᴱᴿ.

De la folie en général.

1. Quelques progrès qu'ait faits dans ces derniers temps l'étude de l'aliénation mentale, nous avons dans la diversité des opinions sur ce sujet un indice des lacunes que présente encore cette branche importante de l'art de guérir. Cette dissidence remarquable, surtout quand on examine les doctrines qui ont cours en différents pays, dépend probablement de la tendance que l'on a à généraliser dans chaque lieu des faits observés sous des points de vue différents. En raison des phénomènes nombreux qu'elle présente et des formes si multipliées sous lesquelles elle se manifeste, l'aliénation mentale devait, plus que tout autre genre de maladie, donner naissance aux théories les plus opposées. La folie est-elle une maladie *purement morale*, ou bien n'est-elle au contraire qu'une maladie *physique* dépendant de la lésion de tels ou tels or-

ganes ; tels sont les deux principaux systèmes qui ne sont pas aussi inconciliables qu'on serait tenté de le croire au premier abord.

2. L'aliénation mentale est un phénomène très-complexe dont tous les éléments sont plus ou moins subordonnés les uns aux autres. On ne saurait en négliger un seul, sans courir le risque d'arriver à une formule dans laquelle tous les faits ne pourraient pas être compris. C'est donc surtout dans l'étude de la folie que nous devons appeler à notre aide une observation attentive et une méthode sévère d'analyse qui peuvent seules nous conduire à la solution des questions importantes que soulève l'examen des désordres de l'intelligence.

3. Si nous ne pouvons pas méconnaître dans la folie une affection morale ou une anomalie dans la manifestation des *phénomènes psychiques*, nous sommes, d'un autre côté, amenés à convenir que l'élément moral ne constitue pas *seul* cette maladie. L'élément physique y a une grande part, et même dans une foule de circonstances, il est le point de départ des anomalies que nous observons dans l'ordre moral. Nous voyons dans beaucoup de travaux modernes une tendance à tenir plus de compte de l'état des organes que de l'autre élément, dans l'appréciation des phénomènes que nous offre l'aliénation mentale, c'est pourquoi nous espérons que l'exposé de ces principes ne sera pas sans intérêt.

4. Ce n'est pas le lieu d'examiner ici la nature de l'âme et d'agiter toutes les questions philosophiques qui s'y rapportent. Bornons-nous à admettre dans l'homme la dualité psychico-physique, et regardons la vie comme le résultat de l'union de deux principes

dont l'un est immatériel. Cela posé, tous les actes de l'âme ne se manifestent au monde extérieur que par l'intermédiaire de l'organisme, et c'est encore celui-ci qui communique à l'âme les impressions produites par le monde extérieur. Chaque acte psychique se révèle à nous par une modification quelconque dans l'organisme, de même que toute influence du monde extérieur sur l'organisme se réfléchit à l'âme. L'organisme est l'instrument des perceptions, des sensations et de la manifestation de la volonté. L'élément physique est donc intimement lié à l'élément moral dans toute manifestation de la vie psychique. Celle-ci même n'atteint son entier développement qu'autant que l'organisme présente certaines conditions. Nous la voyons se modifier suivant l'âge, le sexe, la constitution. Nous observons même que quelques-uns de ses actes importants dépendent de l'intégrité de certains organes. En observant cette dépendance réciproque, nous ne pouvons donc pas, dans l'étude des maladies mentales, négliger l'élément organique dont l'influence est si marquée dans tous les actes de la vie.

5. Quoique nos connaissances ne soient pas assez étendues pour déterminer d'une manière précise tous les rapports soit partiels, soit généraux de l'organisme avec les manifestations de l'âme dans l'état normal, nous ne pouvons cependant pas méconnaître l'influence qu'exercent sur la formation des pensées les divers états du cerveau, du cœur, de l'estomac, des poumons, du foie, des organes sexuels, etc., qui, en raison de leurs fonctions et de leurs sympathies, modifient plus ou moins la sensibilité. Une complexion délicate, un état valétudinaire opèrent dans la vie psychique des changements notables qui, il est vrai,

ne sont pas toujours les mêmes, mais entre lesquels on ne distingue que des nuances. Nous sommes donc en droit de rapporter toute *anomalie psychico-morbide* à une anomalie organique correspondante plus ou moins étendue. Quand celle-ci est passagère ou en quelque sorte physiologique, l'autre est fugitive et l'équilibre reparaît bientôt. Dans le cas contraire, la lésion morale suit les diverses périodes de la lésion physique et lui est pour ainsi dire subordonnée. Tout le monde connaît l'influence qu'exercent sur l'*humeur* les maladies du foie et des viscères abdominaux. La phthisie pulmonaire ne modifie pas moins profondément les manifestations de la vie psychique, la douleur elle-même quels changements n'apporte-t-elle pas dans les actes de l'âme? Nous pouvons donc conclure de tout cela que, comme le monde extérieur ne communique avec l'âme que par l'intermédiaire de l'organisme, les anomalies psychiques sont nécessairement le reflet des impressions produites sur l'organisme.

6. La folie doit donc être regardée comme la maladie la plus générale, la plus compliquée, et dans laquelle le diagnostic doit s'étendre à plusieurs ordres de faits. Loin de nous la pensée de vouloir tout attribuer à l'organisme, et de partager l'opinion de quelques auteurs allemands et anglais, qui ne voient dans l'aliénation mentale qu'un élément corporel. Mais nous croyons pouvoir déduire de l'observation des faits, que toute folie correspond à une altération somatique, sans laquelle elle ne saurait exister. C'est seulement en dirigeant l'observation d'après ce point de vue que l'on pourra peut-être arriver à caractériser plus exactement les rapports qui existent entre telle ou telle partie de l'organisme sain ou malade et les

phénomènes psychiques, suivant les diverses complications qui se présentent. Isoler les maladies mentales
des modifications que subit l'organisme, ce serait leur
donner une essentialité dont la source resterait inconnue. En les rattachant au contraire à l'élément physique, nous trouvons une explication naturelle à la
plupart des faits qui se groupent avec plus de facilité.

7. On objectera peut-être à ce système que non-
seulement les mêmes anomalies psychiques ne correspondent pas toujours aux mêmes maladies, mais que
les lésions organiques ne sont pas toujours suivies soit
de folie, soit d'une lésion morale quelconque. Cela
est vrai ; mais nous pouvons aussi faire la même observation relativement aux émotions de l'âme, qui sont
loin d'entraîner toujours la folie. La seule conclusion
que l'on doive en déduire, c'est que, pour que l'aliénation mentale se déclare, il doit exister entre le physique et le moral certains rapports dont l'ensemble
constitue la véritable condition de causalité de cette
maladie, condition que l'on ne saurait rencontrer
dans aucun des deux systèmes pris isolément. Ce qui
vient à l'appui de notre opinion, c'est la marche qu'ont
en général les maladies que nous observons chez les
aliénés. Elles nous présentent des différences notables
sous le rapport de leur invasion, de leurs symptômes,
de leur durée, de leurs terminaisons, et de l'action
de la plupart des médicaments.

8. Si nous jetons un coup-d'œil sur les tableaux où
sont résumées les causes qui, en des lieux différents,
ont amené la folie, nous voyons que la plupart des
auteurs ont été unanimes pour reconnaître qu'il existe
certaines conditions organiques, sous l'influence desquelles l'aliénation mentale se déclare comme consé-

quence et comme symptôme de la lésion somatique. Cette lésion qui, dans ces cas, est primitive, ne produit cependant la folie qu'autant que l'état psychique de l'individu se trouve dans certains rapports avec l'organisme. Si certains cas d'aliénation mentale sont, avec juste raison, attribués à une chute de cheval, à des coups, à une blessure, à la suppression d'un écoulement habituel, sans que ces accidents aient toujours pour suite nécessaire une maladie mentale, ne s'ensuit-il pas que l'invasion de celle-ci dépend encore d'un autre élément dont on doit également tenir compte. De même, quand nous attribuons la lésion morale aux passions et aux vives émotions de l'âme, comme la joie, la crainte, l'espoir déçu, etc., nous devons admettre que cette lésion n'a pu prendre naissance qu'autant qu'il a existé dans l'élément somatique une modification particulière, quelquefois peu appréciable au début, et qu'on ne reconnaît plus tard qu'à ses effets. Dans certains cas, l'action de la cause est tellement prompte et énergique que l'invasion de la folie suit de près celle de l'affection physique ou coïncide même avec elle. Dans d'autres circonstances, la cause morale exerce une action insensible, mais non moins pénétrante, qui amène d'abord une lésion somatique à la suite de laquelle l'aliénation mentale se déclare plus ou moins promptement. *Une jeune fille a mis tout son bonheur dans la perspective d'un mariage; ses espérances sont déçues, la menstruation devient irrégulière et se supprime, elle devient chlorotique et l'aliénation mentale se manifeste.* Dans ce cas, quoique la folie ait pour cause primitive une affection de l'élément moral, tout porte à croire que la raison n'eût point été altérée sans la lésion de l'élément physique. On sait le trouble qu'amènent les chagrins dans les fonctions de l'estomac et du foie. Enfin les fonctions du cerveau se trouvant lésées soit primitivement, soit sympathiquement, réagissent sur l'organisme tout entier. En résumé, de quelque point de vue que nous examinions l'invasion de la folie, nous y voyons concourir, dans des rapports divers, l'élément moral et l'élément physique.

9. Ces considérations préliminaires qui seraient susceptibles de plus de développements, suffisent néanmoins pour nous démontrer que, dans l'examen des différentes formes du délire, on doit porter également son attention sur toutes les anomalies, de quelque nature qu'elles soient. On doit aussi ne pas perdre de vue que trois conditions président toujours à la production de la folie : une prédisposition native ou accidentelle, une cause occasionnelle, et une modification déterminée de la constitution.

10. Quelle que soit la forme sous laquelle se présente la folie, les phénomènes qu'elle offre à notre observation se rapportent à une lésion plus ou moins étendue de la sensibilité, de l'intelligence et de la volonté.

11. La lésion de la sensibilité se manifeste principalement par une irritabilité excessive, une susceptibilité extraordinaire, une apathie que rien ne peut stimuler, ou par des anomalies plus ou moins bizarres. Cette lésion qui, suivant les cas, est primitive ou consécutive, idiopathique ou sympathique, est le point de départ des erreurs de perception, premiers symptômes appréciables de la folie. Les premiers phénomènes que nous observons se rapportent donc à l'ordre physique. La lésion somatique, quelle que soit la cause qui l'ait

produite, est donc une condition essentielle de cette maladie.

Les erreurs de perception que nous voyons chez les aliénés ont rapport, soit aux objets extérieurs, soit à eux-mêmes. Les idées particulières du malade, son caractère habituel, les circonstances avec lesquelles a coïncidé l'invasion de la maladie, influent sur la nature des premières. Provenant des impressions produites par le monde extérieur, elles ont leur origine dans les erreurs des sens qu'une excitation plus ou moins vive ne permet pas de redresser. Un trouble plus ou moins étendu des autres fonctions donne lieu aux erreurs de perception relatives à la *personnalité*, que nous avons surtout lieu de remarquer par la manière dont les aliénés rendent en général compte de leurs sensations internes. C'est ce que l'on voit surtout chez les lypémaniaques.

12. Chez l'homme jouissant de l'intégrité de toutes ses fonctions, les perceptions se coordonnent, et il en résulte des idées entre lesquelles le jugement établit des rapports. Cette opération de l'intelligence offre chez les fous les anomalies les plus variées. Mais il est très-important d'établir ici une ligne de démarcation entre la raison et la folie. En parcourant les montagnes des Vosges, j'ai observé chez un grand nombre de leurs habitants des erreurs de perception et de jugement, par suite desquelles l'influence des sortilèges et des maléfices était regardée comme la cause de faits tout naturels. Certainement ces gens n'étaient pas aliénés. Voulant se rendre compte de tout, ils trouvaient plus simple, dans leur crédulité, d'attribuer le mal à des causes surnaturelles. Ces erreurs dépendaient plutôt d'un défaut d'exercice du jugement et des percep-

tions, résultat de l'ignorance, et non pas d'une aberration maladive de la sensibilité. Quelques explications et une démonstration en quelque sorte physique des causes naturelles suffisaient souvent pour détruire une erreur qu'on ne rencontrait presque jamais chez ceux qui avaient acquis plus d'expérience par des voyages. L'intelligence de ces hommes n'ayant à s'exercer que sur un nombre très-restreint d'idées, n'était pas à la hauteur des choses inconnues qui se présentaient à eux, et le plus souvent était induite en erreur par des individus qui avaient intérêt à exploiter leur ignorance et leur crédulité. Je pourrais citer une foule d'exemples de cas où la manifestation psychique, chez des gens bien portants, ne diffère pas en apparence de celle que nous observons chez certains aliénés. L'histoire des superstitions qui existent encore de nos jours démontre la vérité de mes assertions. Il résulte évidemment de ce qui précède que la manifestation psychique ne suffit pas seule pour caractériser l'aliénation mentale. Elle doit se trouver liée à une lésion somatique.

13. Les erreurs de perception et de jugement ne se rapportent pas toujours aux événements actuels; elles s'étendent quelquefois aussi aux événements qui ont précédé l'invasion de la folie. Il arrive assez souvent que la mémoire des aliénés ne leur retrace qu'imparfaitement les faits qui ont coïncidé avec cette invasion. Cela nous fait supposer que, dans ce moment, l'état de la sensibilité a été tel que la perception a été nulle ou très-fugitive. Cet état persiste plus ou moins de temps à des degrés divers. Tantôt les idées se succèdent avec tant de rapidité qu'elles ne peuvent s'associer; c'est ce que nous observons chez les ma-

niaques : tantôt la première erreur de perception maîtrise tellement les facultés du malade, qu'elle le préoccupe seule et devient l'objet unique de son délire ; c'est ce qui caractérise principalement les monomaniaques et les lypémaniaques. Je ne dois pas omettre de mentionner ici un fait assez digne de remarque, c'est que, dans les rechutes, j'ai vu certains aliénés se rappeler très-bien leurs erreurs des premiers accès, et refuser de reconnaître comme telles celles du second.

La lésion de la sensibilité a quelquefois aussi pour résultat une excitation intellectuelle que n'auraient pas fait supposer les antécédents de l'aliéné, et qui disparaît avec la maladie. Chez d'autres, au contraire, l'intelligence est comme frappée de stupeur. A la suite de ces phénomènes en quelque sorte élémentaires, nous voyons apparaître les lésions de la volonté ou les anomalies de la liberté morale. Erreurs de perception et de jugement réunies aux erreurs de raisonnement, constituent le désordre intellectuel le plus étendu. Raisonner juste sur de faux jugements, déduire de faux raisonnements de perceptions exactes, juger sainement de fausses perceptions, et cependant se déterminer contre ce jugement par suite d'une impulsion irrésistible : telles sont les variétés qui se présentent chaque jour dans les diverses formes du délire, et même chez certaines personnes qu'une passion aveugle et domine.

La lésion de la sensibilité et les erreurs de perception qui en sont la suite ont aussi pour résultat de modifier le caractère et les sentiments affectifs des individus atteints de folie. Soupçonneux et craintifs à l'égard des uns, ils témoignent aux autres une confiance aveugle dont la cause est souvent très-bizarre.

14. Nous trouvons encore un autre effet des ano-

malies de la sensibilité dans le défaut d'attention que l'on observe chez la plupart des aliénés, incapables, pour cela, de se livrer à leurs occupations ordinaires. Quand la sensibilité est surexcitée, les impressions sont trop multipliées et trop fugitives pour qu'aucune d'elles puisse fixer l'attention. Quelquefois, au contraire, lorsque la lésion est partielle, l'attention est toujours concentrée sur le même objet et devient nulle pour les autres. Le défaut de réaction contribue aussi à la rendre nulle. L'exercice régulier de cette faculté peut faire espérer quelque amélioration. Quand on parvient à la fixer momentanément, on obtient quelquefois des résultats remarquables.

Un professeur de l'université de Fribourg (le docteur Baumgartner) vint un jour à Stéphansfeld avec un peintre, pour prendre quelques portraits destinés à un ouvrage sur la physionomie des maladies. Un monomaniaque religieux qui était toujours en conversation avec des esprits célestes, me parut pouvoir être désigné comme type du genre. Aussitôt assis, cet aliéné dont l'attention était fixée par les préparatifs du peintre, changea de physionomie et tout l'intérêt que pouvait offrir son portrait, disparut aussitôt. Pour le dessiner au naturel, on feignit de faire poser une autre personne.

On voit souvent les aliénés cesser leurs cris et leurs gestes, quand ils se voient observés ou quand on les occupe à divers travaux sous une surveillance active et incessante. J'ai vu des maniaques très-agiles ne donner aucun signe de folie pendant l'interrogatoire que leur faisait subir le juge chargé de l'enquête relative à leur interdiction.

15. Ce n'est pas seulement dans les manifestations

psychiques que nous devons étudier l'effet des anomalies de la sensibilité. Nous observons aussi dans l'ordre physique l'augmentation ou la diminution des forces vitales, le mode d'action des agents extérieurs et la nature des impressions produites, les modifications nombreuses dans la physionomie, les mouvements et la démarche, le trouble des diverses fonctions. Ces phénomènes généraux complètent le tableau rapide que nous venons de tracer des éléments de la folie.

16. En résumant tout ce qui précède, nous voyons que le développement de l'aliénation dépend de deux conditions principales : d'une part, une affection soit organique, soit dynamique ; de l'autre un état psychique soit primitif, soit secondaire. De leur réaction réciproque résultent tous les phénomènes que nous observons chez les fous. Il nous reste maintenant à expliquer dans ce système la distinction entre les causes physiques et les causes morales. Peu de mots suffiront à cet objet. Nous avons suffisamment démontré qu'une cause quelconque ne produit la folie qu'à l'aide de certaines conditions : lorsque la cause appartient à l'élément moral, la condition de causalité se rencontre dans l'élément physique et *vice versâ ;* de sorte que pour être complets, nos tableaux statistiques devraient être construits de manière à faire ressortir toutes ces circonstances. Pour les rendre plus simples, on n'y mentionne que la cause principale. Lorsque celle-ci est physique, elle a pour condition de causalité un certain état psychique, noté dans d'autres cas comme la cause principale ; je poursuivrai plus tard ces recherches.

17. Quand on examine la diversité des constitutions, des caractères, des positions sociales et des cir-

constances sous l'influence desquelles la folie peut se déclarer, on est tenté de croire que les formes en sont tellement multipliées que leur classification doit échapper à l'analyse. Toutefois, pour peu que l'on y fasse attention, on reconnaît bientôt la possibilité de rattacher tous les faits à certains types communs, caractérisés par des symptômes généraux qui leur sont propres. La classification adoptée généralement en France est la plus rationnelle. Elle s'adapte très-bien aux principes que nous avons exposés, et nous fournit les types suivants :

1° *Surexcitation active de la sensibilité. Monomanie. Hyperphrénie.*

2° *Surexcitation passive de la sensibilité. Lypémanie. Hypophrénie.*

3° *Désordres. Anomalies de la sensibilité. Manie. Xénophrénie.*

4° *Diminution, abolition de la sensibilité. Démence. Aphrénie.*

Cette distribution des formes du délire ne représente pas seulement, comme on le voit, la manifestation du désordre intellectuel, mais elle est encore l'expression des modifications qui y correspondent dans l'élément physique. De plus, nous n'avons pas de peine à reconnaître que ces différents types ne peuvent pas être considérés comme autant de périodes de la même maladie, comme l'ont avancé quelques auteurs allemands ; c'est ce que nous démontrera l'examen de leurs causes spéciales.

Toutefois avant de nous livrer à ces recherches, nous croyons devoir présenter quelques observations sur un phénomène commun à tous les types, qui se montre aussi quelquefois isolé de tout autre désordre

intellectuel. Je veux parler des illusions et des hallucinations.

CHAPITRE II.

Hallucinations.

18. Lorsqu'elles sont isolées, les hallucinations sont
par leurs symptômes une sorte d'intermédiaire entre
la monomanie et la lypémanie, à chacune desquelles
elles empruntent quelques caractères. Nous les rappor-
tons toutefois de préférence au premier type. Examinons maintenant quelles sont en général les causes qui
les produisent.

C'est moins dans la nature de la cause que dans son
mode d'action qu'il faut chercher la raison de la production de cette forme du délire. Elle dépend d'une
réunion toute particulière de conditions psychiques et
somatiques. Variées dans leur objet et dans leurs manifestations symptomatiques, les hallucinations sont
principalement caractérisées par une fausse perception
que la raison ne peut rectifier. On réserve le nom
d'*illusions* aux cas où l'individu attribue aux objets
extérieurs des caractères qu'ils n'ont pas ; ce sont des
erreurs de perception *objectives*. Les *hallucinations* proprement dites sont, au contraire, des erreurs de perception *subjectives*, par suite desquelles l'aliéné apprécie
mal son état ou le rapporte à des agents imaginaires.
Tant que la raison est assez forte pour redresser ces
erreurs, l'existence des hallucinations ou des illusions
ne suffit pas pour constater celle de la folie. Elles ne
constituent un état d'aliénation mentale que lorsqu'elles
entraînent irrésistiblement la volonté du malade. Cela

nous explique pourquoi cette forme du délire a souvent une très-longue période d'incubation.

19. Bien des circonstances influent sur la production
des illusions : l'état des organes, la nature des intermédiaires par lesquels les sensations sont transmises,
enfin le degré d'attention que l'on donne à la perception avant de la rendre complète. C'est ce que nous
sommes à même d'observer souvent chez les aliénés,
et surtout chez les maniaques, qui sont encore plus
sujets aux illusions qu'aux hallucinations. Les idées
préconçues, certaines affections de l'âme, et une susceptibilité plus ou moins marquée modifient également
l'attention nécessaire pour saisir une perception dans
toute sa réalité. Un peu de réflexion chez l'homme
doué de raison fait bientôt évanouir les illusions. Ce
qui leur donne plus de consistance chez les aliénés,
ce sont les conditions dans lesquelles se trouvent ces
malades; l'état de la sensibilité et leurs idées fixes
donnent aux impressions des sens un tout autre caractère. Si, jouissant de l'intégrité de nos facultés, la
moindre excitation est pour nous la source de nombreuses erreurs ; si la crainte, la colère, l'inquiétude
nous font voir, comme on dit, tout en noir, augmentent
le moindre bruit que nous entendons, nous font méconnaître nos amis, etc. ; si l'état de demi-sommeil ou de
veille forcée modifie nos perceptions; à bien plus forte
raison ne devons-nous pas nous étonner des erreurs
nombreuses dans lesquelles tombent les aliénés. Car
par suite des anomalies de leur sensibilité, leurs impressions sont plus vives, plus douloureuses et presque
toujours exagérées proportionnellement à la cause qui
les a produites.

20. Tout en admettant que l'imagination puisse

avoir part à la production des hallucinations, nous ne pouvons pas croire qu'elle exerce, à ce sujet, une influence exclusive. Leur condition de causalité doit nécessairement reposer aussi sur une affection somatique soit organique, soit dynamique.

Il est constant que, lorsqu'un organe est amené à un certain degré de surexcitation, il éprouve des sensations qu'on désigne dans le langage ordinaire, comme si elles étaient en réalité produites par des agents extérieurs : ce qui pour les personnes douées de leur raison est un terme de comparaison, devient une réalité pour l'aliéné. Une douleur rhumatismale est pour lui le résultat de violences dont il est victime, et auxquelles il est sans cesse exposé. C'est alors seulement que la préoccupation habituelle du malade et son imagination donnent telle ou telle forme à l'ennemi qui l'assaille : ce sera le démon pour l'un, un séducteur caché pour une autre. Arrivée à ce point, la surexcitation de la sensibilité ne permet plus au malade de réfléchir ; il sent, et sa passion lui ôte toute liberté de maîtriser sa sensation. La douleur très-vive a donc au plus haut degré la propriété de dominer ainsi la pensée. A ces causes vient encore se joindre la tendance qu'ont presque tous les hommes à attribuer les phénomènes qu'ils ne connaissent pas à une cause surnaturelle ; on aime mieux supposer l'impossible que de rester dans l'incertitude. J'ai même remarqué, dans certains cas, qu'une sorte d'amour-propre exagéré était le point de départ de cet état mental ; une dame était tourmentée par une surexcitation très-énergique des organes génitaux. Élevée dans les principes d'une morale très-sévère, il lui répugnait de croire à une lésion organique, et dans son délire elle était arrivée à attri-

buer ses sensations à des attouchements qu'on exerçait sur elle pour la tenter. Un état particulier de la
muqueuse nasale, un embarras gastrique, certaines
lésions du poumon peuvent donner le change sur les
sensations de l'odorat et du goût. Liées à un état psychique particulier, ces lésions conduisent à des hallucinations. En général, lorsqu'un organe est le siège
d'une congestion, sa faculté de percevoir se trouve
modifiée. Il en est de même toutes les fois qu'il est le
siège d'une altération plus ou moins étendue.

21. Nous venons d'indiquer succinctement comment
les hallucinations et les illusions surviennent à la suite
de lésions organiques appréciables. Il nous reste à examiner maintenant comment les affections dynamiques
peuvent également concourir à les produire.

L'action d'un agent extérieur n'est pas la condition
unique de la perception des sensations. Il faut surtout
que les organes soient doués de l'activité appropriée à
leur destination. Or, dans des circonstances données,
cette activité est portée à un tel degré que, même sans
l'impression extérieure, un organe peut produire et
transmettre au *sensorium commune* la sensation que
nous sommes habitués de rapporter à une cause située
au dehors de nous. Un coup sur l'œil nous fait voir
mille étincelles : il nous arrive quelquefois, lorsque
nous sommes dans un lieu très-obscur, de percevoir
des lumières, et si nous sommes fortement préoccupés,
de leur prêter une forme vague. Cette forme se montre
plus distincte, si la surexcitation de l'organe est partielle. C'est aussi à la plus ou moins grande énergie de
cette surexcitation que nous devons l'impression relative à l'intensité des couleurs ou à leur confusion.
Quand la surexcitation est permanente, les objets per-

çus sont immobiles. Ils paraissent au contraire changer de place, quand diverses parties de la rétine deviennent successivement le siége de cet accroissement d'activité. Le strabisme accidentel est fréquent parmi les hallucinés; tantôt il n'affecte qu'un œil, tantôt il s'étend à tous les deux. J'ai observé chez quelques individus qu'il était moins prononcé pendant les rémissions; il coïncidait avec la vue distincte de fantômes et la prédominance de la perception de certaines couleurs. Il n'était survenu que quelques temps après l'apparition des premiers symptômes de la folie et avait précédé celle des hallucinations.

22. Quant au sens de l'ouïe, nous pouvons présenter des considérations analogues : l'intensité de l'impression perçue et transmise par l'organe dépend moins de l'amplitude et du nombre des vibrations de l'air que de la susceptibilité des nerfs de l'ouïe. Leur activité peut être portée à un tel point qu'il s'y forme en quelque sorte des sons de diverses natures, comme nous avons vu l'œil percevoir des images. En effet, quand une onde sonore vient frapper notre oreille, cette impression a pour résultat un accroissement particulier de l'activité de l'organe. Il est bien évident que, si par suite d'une affection dynamique du cerveau ou des nerfs de l'organe ce même accroissement d'activité est produit, habitués que nous sommes à tout rapporter à une cause extérieure, nous considérons alors cette sensation *subjective* comme provenant de vibrations produites au dehors.

Les hallucinations de l'odorat et du goût s'expliquent de la même manière.

23. Les hallucinations du toucher sont le résultat d'affections dynamiques du système nerveux en géné-

ral. De même que dans un milieu d'une température
uniforme, la peau est, dans certains cas de fièvre, alternativement le siège d'une sensation de froid et de
chaud très-intense, qu'on est tenté de rapporter à un
changement dans l'état de l'air; de même aussi, en
vertu d'une surexcitation, elle peut être le siège d'autres sensations que l'halluciné rapporte à d'autres
causes. Une hallucinée avait une fièvre intermittente
bien caractérisée, dont jamais elle ne m'a décrit naturellement les symptômes. D'après son récit, le stade
de froid était produit par un homme qui lui prome-
nait de la glace sur tout le corps, une femme com-
plice de son tyran développait une vive chaleur par
ses attouchements, le soulagement qu'elle éprouvait
par la transpiration qui terminait l'accès, était attri-
bué par elle à mon intervention protectrice qui la
délivrait de ses persécuteurs ; la crainte d'augmenter
ses souffrances l'empêchait de me confier son état, que
je découvris au deuxième accès, en la visitant à l'heure
où sa domestique m'avait dit qu'elle se couchait, et
faisait dans son lit les gestes les plus bizarres. Je pourrais citer bien d'autres exemples où les hallucinations
reposaient sur une sensation vraie en elle-même, à
laquelle le malade attribuait une cause toute différente. Une gastralgie était pour l'un la présence du
diable ou d'un loup dans l'estomac; un autre ayant
des fourmillements dans les membres, croyait sentir
de petits poissons nageant dans ses veines.

Il est, je crois, suffisamment prouvé que, dans certains cas, les hallucinations ont pour base une sensation réellement perçue, qui résulte d'une surexcitation
particulière de l'organe, en l'absence de l'impression
de tout agent extérieur.

24. Deux autres circonstances peuvent encore donner lieu à des hallucinations souvent difficiles à distinguer.

Nous voulons parler d'abord des sensations sympathiques qui, au lit d'un aliéné malade, embarrassent quelquefois pour le diagnostic. Dans ces cas l'affection principale, en raison des anomalies de la sensibilité, ne se manifeste que par des symptômes à peine appréciables, tandis que toute l'attention du malade est sollicitée par des sensations secondaires qu'il explique dans le sens de son délire. Nous remarquons chez d'autres la complète insensibilité avec laquelle ils supportent le froid ou le chaud, ainsi que toutes les impressions susceptibles de produire de la douleur. De-là l'erreur répandue dans le vulgaire que les variations atmosphériques ont peu d'influence sur les aliénés. Cela s'observe jusqu'à un certain point dans quelques cas; mais de ce que l'action nuisible est moins prompte, on aurait tort de conclure qu'elle n'existe pas. Nous devons observer toutefois que cette insensibilité ayant pour résultat principal de diminuer la douleur ou de la rendre nulle, contribue à ralentir la marche des maladies aiguës et à rendre moins saillants les phénomènes de réaction; mais elle n'enlève pas pour cela le danger. Quant aux rapports que cette insensibilité peut avoir avec les hallucinations, il est facile de les entrevoir. Celles-ci se présentent surtout sous la forme d'erreurs de la personnalité dans l'ordre physique. Tantôt l'aliéné se croit d'une nature divine, supérieure à tous les éléments; tantôt au contraire il craint de se remuer de peur de détruire sa frêle existence. De-là certaines hallucinations que nous pouvons nommer négatives.

Quelquefois, au lieu d'être générale, cette insensibité n'est que partielle et dépend d'une surexcitation produite dans une autre partie. Le monomaniaque religieux, excité par son mysticisme, montre cette insensibilité pendant le paroxisme de son délire. Les anomalies disparaissent quand il est redevenu plus calme.

25. Passons maintenant aux conditions psychiques des hallucinations. Une fois que les organes ont éprouvé dans leur vitalité les modifications dont il a été question plus haut, le rôle de l'imagination commence, et c'est seulement alors que les sensations prennent une forme plus distincte. L'œil voit des fantômes ; l'oreille entend des sons déterminés, des voix ; le toucher est stimulé par des corps dont on spécifie la nature ; le goût et l'odorat réagissent et transmettent des sensations. L'inspiré conversera avec des anges, le lypémaniaque sera poursuivi par des démons. Chez tous l'hallucination aura une analogie complète avec leurs idées habituelles. Leurs pensées les plus intimes se transformeront pour eux en paroles dictées par des voix ; leurs mouvements seront le résultat d'une force extérieure. L'hallucination est complète dès que la volonté est tout-à-fait maîtrisée par le délire.

L'hallucination a rarement pour objet des sensations entièrement inconnues de celui qui y est soumis. L'imagination leur donne ordinairement des formes dont le malade avait acquis une idée première soit par ses lectures, soit par des traditions, soit par toute autre voie. Enfin dans quelques circonstances les hallucinations sont, sous les conditions exposées dans les paragraphes précédents, l'exagération de cette faculté qu'ont certains hommes de se représenter par la pensée des images perçues à une époque antérieure ou de revêtir ces images de nouveaux attributs. Combien de fois, en effet, ne nous arrive-t-il pas de croire entendre un air qui dans le temps a frappé agréablement notre oreille? Un spectacle qui nous a fortement émus se représente sans cesse à notre vue. Ce phénomène de notre mémoire devient une actualité réelle pour celui qui se trouve placé dans les conditions psychico-somatiques que nous avons décrites. Quelquefois les hallucinés prétendent entendre des pensées beaucoup au-dessus de leur intelligence ordinaire. Cela ne doit pas nous étonner si nous nous rappelons que la surexcitation, à laquelle l'aliéné est en proie, amène très-souvent un développement passager des facultés intellectuelles.

Pour dernière preuve à l'appui de ce que j'avance sur l'existence simultanée des deux conditions physiques et morales, je citerai l'exemple d'une dame tourmentée par des hallucinations de l'ouïe. Toutes les fois que je faisais avec elle une partie d'échecs (jeu qui avait pour elle beaucoup d'attraits), son attention était tellement captivée par le désir de me gagner, qu'aucune autre pensée ne l'occupait. Les hallucinations cessaient momentanément et elle ne se plaignait plus que d'un bourdonnement dans les oreilles; plus tard, quand la maladie eut fait des progrès, *la voix* lui désignait aussi les pièces qu'elle devait avancer.

26. Les écrits des aliénés sont des documents précieux pour faire bien apprécier leur état mental, c'est ce qui m'engage à citer la lettre suivante dans laquelle une hallucinée décrit ses maux. Elle en dit plus que toute description.

Après avoir rappelé à un de ses parents les diverses lettres qu'elle lui a écrites, elle continue de la manière suivante :

»Si toutes ces lettres sont arrivées entre tes mains, »leur contenu doit t'avoir beaucoup effrayé et affligé, »j'en suis persuadé. Tu auras crûs avoir fais un mau- »vais rêve tant les faits dont je te parle t'auront parut »extraordinaires, incroyables! Ils le sont au point »que si les souffrances qu'ils me font épprouver de »jour et de nuit, et même des nuits entières, souf- »frances dont l'atroce magnétiseuse fait aussi ressentir »assés souvent aux femmes non mariés aux servantes »de l'hospice et aux enfants. Si les douleurs humi- »liantes dont elle m'accable, jointe à la plus crapu- »leuse ventriloqui qu'à une distance de près d'un »quart de lieu je suis forcé d'entendre et d'épprouver, »sans les sentimens d'horreur que tout l'ensemble de »ma cruelle position, la vue de la magnétisseuse et »ses fureurs voluptueuses m'inspirent, je n'aurais ja- »mais cru à la réalité du magnétisme monstrueux — »malfesant diabolique dont l'influence puisse se faire »ressentir d'une si grande distance, malgré les frimats »rigoureux de notre hiver alsacien, malgré les bru- »mes et les vents avant-coureur du printemps, mal- »gré le soleil brûlant d'équinoxe où l'ombre raf- »fraichissant — ce magnétisme infâme de la catin »magnétiseuse me poursuit même quand je suis au »bain de l'hospice, que ce soit un bain tiède, froid ou »chaud. Je te le reppette ce sont mes souffrances, et »l'indignation que m'inspire ma position humiliante, »ma prison, cette impossibilité de me soustraire à ce »despotisme atroce de mes bourreaux, ce dure escla- »vage que je suis forcé d'endurer me force de croire

»à la puissance malfesante du magnétisme, — ce ma-
»gnétisme était sans doute donné par le dieu de bonté
»duquel ne vient que ce qui est bon, ce magnétisme
»devait sans doute servir à guérir quelques maladies
»incurables jusqu'à présent, ce magnétisme que pos-
»sède cette jeune paysanne devait servir au soulage-
»ment, devait être un bienfait pour l'humanité, la
»corruption d'un vieux somnambuliseur. Cet homme,
»le plus vil des libertins, lui a donné des leçons pra-
»tiques sur la manière comme elle pourrait satisfaire
»ses désirs effrénés par le magnétisme voluptueux en
»le jettant de loin sur les femmes, les veuves et les
»enfans. Comme cette paysanne a un cœur dur, elle a
»goûté la férocité de ce projet et épprouve encore en
»ce moment la plus douce félicité à corrompre l'en-
»fance, à nuire à l'humanité et surtout à me martyri-
»ser de toute manière. Peut être trouveras-tu qu'il
»eût été plus généreux de ma part de ne pas t'écrire
»du tout pour ne pas t'affliger, mais un trop long
»silence de ma part t'aurais je le sais donné aussi de
»vives inquiétudes à mon égards, puis il se peut que
»mes bourreaux t'aient écrit, ou qu'ils t'écrirons dans
»l'intention de me nuire, car mes bourreaux le som-
»nambulisseur et sa catin la magnétisseuse seraient
»capables de t'écrire mille choses désavantageuses à
»ma réputation, ou bien de contrefaire mon écriture.
»Non seulement ils sont capable de lire à un quart de
»lieu de distance ce que j'écris et ce que je lis, mais
»ils ont l'infâmie de contrefaire l'écriture des per-
»sonnes qu'ils choisissent pour victime, et même de
»faire écrire les personnes somnambulisé ce que la
»ventriloque magnétisseuse ordonne d'écrire. La ven-
»triloque m'en a donné une preuve en copiant à sa

»façon des note que je savais avoir écris et donné à
»lire à deux personnes dignes de confiance et l'avoir
»remis dans mon secrétaire lorsque ces deux personnes
»me l'eurent rendu. Ces notes falsifié que dans son
»triomphe, la magnétisseuse m'obligea d'aller chercher
»dans mon secrétaire et de lire, imitait très bien mon
»écriture, mais le contenu avait des tournures de
»phrases triviales, communes telles que je ne les
»employ ni dans la conversation ni en telle chose que
»j'écris. je te préviens de ce fait pour t'engager à être
»sur tes gardes à tout égards. n'ajoute foi à aucune
»nouvelle qui pourrait te parvenir par voie indirecte
»ou par des lettres dont l'écriture ressemble à la
»mienne; mais dont le style ou le contenu te donne
»quelques doutes. Surtout n'envoys ni ne donne d'ar-
»gent à personne qui aurait l'audace de t'en demander
»en mon nom. . . . . , ...
» . . . . . j'ai prié Monsieur †. . . . . d'apostiller chaque
»lettre que je t'écrirai afin de certifier que ce n'est ni
»dans un moment de somnambulisme, ni de crise, ni
»de délire ni de folie que je t'écris, et que même je
»préserve des attouchemens de l'atroce magnétisme
»par l'entourrage de linge mouillé sur toutes les par-
»ties de mon corps.

»La vie de martyr que l'on m'oblige d'endurer ici
»depuis le mois d'août dernier n'est qu'une suite
»d'essais atroces féroces parfois barbare de la ventri-
»loqui calomnieuse libertine crapuleuse, de somnam-
»bulisme de l'art des apparitions, des rêves infâmes
»réunis au magnétisme voluptueux dégoûtant vil cra-
»puleux brutal faux impudique. Mes bourreaux sont
»des êtres tellement démoralisés qu'ils ont même osé
»faire des essais sur mon corps fatigué et délicat d'un

»magnétisme voluptueux lancé d'un lit à l'autre à
»quatre pas de séparation.....................
». . . . . et pour m'exaspérer davantage j'étais obligé
»d'entendre en même temps par la ventriloqui de l'être
»malfesant, par ce magnétisme fléau de mes jours, il
»me fallait entendre par la ventriloqui les mots les
»plus trivialles les plus communs, que l'être le plus
»dépravé puisse se plaire à penser et à reppetter. . . .
».. . . . . , ... et lorsque
»saisie d'horreur je pleurais je criais je gémissais,
»j'appellais au secours et personne ne venait, et que
»l'on avait la cruauté de m'abandonner à cette être
»féroce connu par tous les habitans pour sa brutalité
»et les fureurs de sa volupté. . . . .
». . . . . Tous savaient combien je souffrais et
»tous paralysés par leur propre intérêt se taisaient et
»se taisent encore à l'exception de Monsieur †. . . .
»sans l'assistance et la protection, les soins et les atten-
»tions duquel je n'aurais pu résister aux infâmes pro-
»jets du vieux somnambuliseur et au magnétisme de
»sa Catin etc. . . .«

Je borne ici ces extraits d'une narration très-longue
et très-circonstanciée où sont relatés les principaux
symptômes de cette affection laissant cependant les
autres facultés dans toute leur intégrité. Cette personne raisonnait parfaitement juste sur ses intérêts,
et faisait souvent preuve de beaucoup d'esprit dans sa
conversation. Elle s'occupait à des ouvrages de femme
et faisait des extraits des livres qu'elle lisait, quand
ses souffrances lui laissaient un peu de repos.

Quelques mots maintenant sur les causes de cette
maladie. Cette dame d'un tempérament bilioso-nerveux
a toujours eu une constitution très-délicate et presque

maladive. Quatre couches successives très-laborieuses, des fatigues prolongées, des veilles fréquentes pendant les maladies de son mari et de ses enfants qu'elle a successivement perdus, ont augmenté la prédominance du système nerveux et porté une atteinte notable à sa santé affaiblie par une affection chronique de la poitrine. Joignons à cela une excitation sexuelle très-vive, l'irrégularité de la menstruation et les approches de l'âge critique. Telles sont les conditions somatiques qui devaient favoriser le développement de la folie. Quant aux conditions psychiques, nous les trouvons dans le peu de développement de son jugement et un besoin impérieux de chercher à tout une explication du pourquoi et du comment; un amour-propre excessif, un mysticisme exagéré, une grande timidité, un défaut d'énergie et une imagination exaltée, formaient le fonds de son caractère habituel.

Des chagrins domestiques résultant d'une union mal assortie, des chagrins plus vifs produits par la mort de son mari et de ses enfants, et enfin par la perte de sa fortune : telles sont les causes déterminantes. Ce qui est surtout à remarquer, c'est que tant qu'elle put concevoir des inquiétudes très-sérieuses sur sa position, elle résista avec courage à son malheur. Mais dès que ses amis l'entourant de leurs soins eurent à force d'efforts reconstruit sa petite fortune, elle faiblit dans la lutte et devint aliénée.

Quant à la forme particulière de ses idées et aux détails qu'elle donne des prétendues manœuvres dont elle est victime, nous en trouvons la raison dans quelques circonstances de sa jeunesse, pendant laquelle elle a eu plus d'une fois l'occasion d'observer des expériences sur le magnétisme animal qui l'ont frappée et qui ont toujours laissé dans son esprit quelques doutes mystérieux.

27. L'invasion des hallucinations est rarement instantanée comme forme isolée du délire ; leur période d'incubation, presque toujours assez longue, est caractérisée principalement par un certain état d'inquiétude. Quand on arrive à bien connaître l'état du malade, on découvre qu'une lutte longue et pénible a existé entre sa raison et les erreurs dont il a fini par être le jouet. Dans les premiers moments l'aliéné dissimule son état, parce qu'il n'est qu'à demi convaincu. Il ne fait point part de ses sensations, de peur qu'on ne le croie fou. Enfin l'action continue des causes aggravant son état, la maladie devient apparente quand elle a fait de très-grands progrès. Les hallucinations se bornent rarement à un seul sens ; souvent elles s'étendent à tous. De même que dans les autres monomanies, le malade est plus ou moins obsédé par des erreurs, et l'on observe des rémissions et des exacerbations. Quelques-uns n'y sont sujets que la nuit. La durée de cette affection est ordinairement très-longue. L'apparition des hallucinations dans le cours d'une monomanie ou d'une lypémanie est un symptôme fâcheux qui indique que l'aliénation mentale fait des progrès. Lorsque les hallucinations sont accompagnées d'une très-vive excitation, elles donnent lieu tôt ou tard à un délire général qui se termine par la démence ; dans le cas contraire, elles persistent au même degré pendant toute la durée de la maladie. Les hallucinations essentielles offrent moins de chances de guérison que celles qui surviennent comme symptôme d'une autre forme du délire. Leur guérison n'est probable que lorsqu'elles ont une durée très-courte au moment de l'isolement.

CHAPITRE III.

Monomanie.

28. La forme que l'on donne habituellement aux tableaux statistiques des causes, ne nous permet pas de bien reconnaître les conditions de causalité des diverses formes du délire et de démontrer leur essentialité; c'est pourquoi nous allons rechercher les principes de leur pathogénie spéciale.

Nous avons reconnu, comme phénomènes pathognomoniques dans chaque espèce, la surexcitation, la dépression ou la perturbation. Il doit donc exister des causes ou plutôt des groupes de causes excitantes, déprimantes ou perturbatrices qui, d'après ce qui a été dit plus haut, sont produites par les combinaisons diverses des conditions psychiques et somatiques. Nous comprenons alors très-facilement qu'une même cause physique ou morale donne naissance à telle ou telle forme du délire, suivant que son action coïncide avec l'existence de telle condition physique ou somatique. C'est probablement à cela que nous devons attribuer la prédominance dans un pays, ainsi que dans certaines classes de la société, de telle ou telle variété du délire; sans cela, quelle explication satisfaisante pourrions-nous donner de cette différence dans la proportion des types observés en certains lieux et à diverses époques.

Tout individu apporte en naissant un tempérament qui lui est propre, et montre, soit par suite de sa constitution, soit par toute autre cause, une tendance prononcée à telle ou telle disposition psychique. Tempérament physique, tempérament moral, tels sont les deux éléments dont la nature explique toutes les manifestations de la vie. L'éducation, les habitudes, le régime, la profession, les événements apportent, à chaque période de la vie, une modification plus ou moins marquée dont le résultat correspond toujours à l'une des trois divisions que nous avons établies plus haut. Les dispositions individuelles très-variées multiplient à l'infini les espèces dans chacun des principaux types. Cette division extrême échappe pour ainsi dire à l'analyse; c'est dans l'étude de toutes ces circonstances que nous devons trouver la raison de causalité ou la pathogénie de chaque forme du délire. Dirigée de ce point de vue, l'observation a plus de certitude, puisqu'elle est dégagée de tout esprit de système.

L'expérience nous démontre que nous devons distinguer dans chaque cause son action directe et son influence indirecte. Dans le premier cas, le résultat est de même nature que la cause; dans le second, il est d'une nature différente. Ainsi nous voyons souvent une cause déprimante produire chez l'un une surexcitation, chez un second une perturbation et chez un troisième une dépression. Cette dernière seulement est un effet direct. C'est ce qui prouve encore la vérité des principes émis au début de ce travail, à savoir que, dans le sujet qui nous occupe, un effet ne s'explique pas seulement par la nature de la cause, mais encore par son mode d'action et les dispositions psychico-somatiques de ceux qui sont soumis à son influence.

29. La monomanie est principalement caractérisée par une surexcitation active de la sensibilité, accompa-

gnée d'erreurs de perception et de jugement restreintes dans un cercle déterminé. Elle présente de nombreuses variétés qui se rattachent toutes au type commun. Les auteurs ne sont pas tous d'accord sur le sens qu'on doit attacher au mot *monomanie*. Si, à l'exemple de quelques-uns, on ne voulait réserver cette dénomination qu'aux seuls cas présentant l'exact isolement d'une lésion intellectuelle déterminée, il faut en convenir, la monomanie serait assez rare. Presque toujours la lésion *type* est accompagnée d'autres lésions secondaires d'autant plus multipliées, que l'on s'éloigne davantage du moment de l'invasion de la maladie. On tomberait dans une erreur opposée en rapportant à la monomanie certains cas dans lesquels on observe, au milieu du désordre général de l'intelligence, quelques idées dominantes confuses et sans suite. Des cas de ce genre ne sont qu'une forme particulière de la manie; il est des circonstances où le diagnostic présente de sérieuses difficultés, que peut seule lever une observation très-attentive.

30. Nous avons à considérer dans la monomanie la forme et l'objet du délire.

Nous rencontrons souvent dans le monde des individus qui se font remarquer par leur originalité, leur bizarrerie, faisant tout au rebours des autres hommes, ayant une manière particulière de sentir et d'exprimer leurs sensations. S'ils deviennent fous, tout porte à croire qu'ils seront monomaniaques; un caractère bien tranché, des idées préconçues, des passions énergiques, une imagination très-vive, le développement naturel ou acquis de l'intelligence; telles sont les conditions psychiques dans le cas où la monomanie n'est en quelque sorte que l'exagération du caractère habituel.

Un tempérament sanguin, les affections du cœur, des poumons ou du foie, une irritabilité excessive, la surexcitation du cerveau et des organes sexuels, sont les principales conditions somatiques. Les écarts de régime, une vie dissipée, les événements politiques, des études trop précoces ou trop sérieuses, des émotions vives, telles que la joie, la crainte, le désir prononcé d'atteindre un but qui s'éloigne, l'ambition, l'amour, la jalousie, sont autant de causes excitantes sous l'influence directe desquelles se développe la monomanie, ou l'une des prédispositions que nous avons indiquées.

Les conditions somatiques ou psychiques peuvent être primitives ou accidentelles, héréditaires ou acquises.

Les causes déprimantes n'amènent la surexcitation que quand elles agissent sur des individus doués d'une assez grande force de réaction, ou bien l'excitation n'est que sympathique. C'est ainsi que nous voyons la crainte exalter le sentiment religieux; le regret, l'espoir déçu, l'honneur blessé, amener des idées de force et de courage.

Ces réflexions nous amènent à dire quelques mots de l'objet du délire. Les faits que nous avons observés ne sont pas assez nombreux pour qu'il nous soit possible d'établir des généralités; nous nous bornerons à indiquer les plus saillants.

Les idées dominantes de l'époque, les occupations habituelles, les professions, les diverses positions sociales, les croyances religieuses, l'objet des espérances déçues, les événements au milieu desquels un individu se trouve placé, les souvenirs ou les regrets d'une position brillante passée ou non obtenue en présence d'un état précaire, l'oubli succédant à la renommée, ou seulement la crainte d'un triste avenir, un amour-propre excessif contrarié ou désillusionné par les faits, l'habitude du commandement, un caractère impérieux etc., expliquent en partie la production de telle ou telle variété de la monomanie. Nous devons cependant observer que les circonstances dans lesquelles les causes agissent, modifient très-souvent l'objet du délire, et contribuent même quelquefois à lui donner un caractère tout opposé. L'esprit fort devient monomaniaque religieux, le dévot finit par douter de l'existence de Dieu, et l'individu le plus modeste se présente comme empereur. C'est principalement sous ce rapport que les causes déterminantes donnent plutôt naissance à telle variété qu'à telle autre, sous les conditions que nous avons fait connaître. Les causes surexcitant le cerveau d'une manière continue et produisant dans cet organe des congestions fréquentes, amèneront plutôt la monomanie ambitieuse. Les chagrins prolongés et continus donneront lieu à une monomanie religieuse, ou bien, concentrant toutes les forces de l'esprit sur un seul point, arrêteront en quelque sorte la vie psychique du malade au moment où l'événement est survenu. Tel ne croit pas encore, dix ans après, au changement du gouvernement qui lui a fait perdre sa place, tel autre, ruiné par une faillite, croit être à la tête d'une maison de commerce; un troisième perd son emploi et se persuade avoir reçu de l'avancement; un quatrième, ruiné par un procès, prétend avoir recueilli un brillant héritage, etc. : tous enfin manifestent des erreurs plus ou moins en rapport avec les principales circonstances de leur vie.

Dans la plupart des cas qui se sont présentés à

notre-observation, nous avons remarqué que les mauvaises actions des malades dépendaient tantôt d'une fausse association des idées et des erreurs de perception, tantôt d'une perversité naturelle et comme instinctive que la raison ou la volonté ne dominait plus et qui était devenue irrésistible par suite de la surexcitation produite. Toutefois, dans aucun fait, le diagnostic n'a présenté de sérieuses difficultés, parce que nous avons toujours pu découvrir la pensée délirante. Mais c'est surtout chez les lypémaniaques et les maniaques que nous avons vu ces instincts de destruction, de vol.

Passons maintenant à l'examen rapide des diverses variétés que nous venons d'indiquer.

31. L........, âgé de 22 ans, est d'un tempérament bilioso-nerveux et montre habituellement une humeur sombre que l'on rencontre rarement à cet âge. Livré de bonne heure à des études sérieuses et doué d'une grande facilité, il obtient dès le début quelques succès qui le portent à travailler avec d'autant plus d'ardeur, que son orgueil lui fait une loi d'être toujours à la première place. Concevant de son mérite la plus haute opinion, il croit dès-lors pouvoir se mettre au-dessus de toutes les règles de la vie sociale. Il regarde comme indigne de lui de se soumettre à aucune autorité. Il veut se rendre à Paris pour briguer les plus hauts emplois ; les représentations de son père ne font qu'irriter son amour-propre. Les obstacles qui s'opposent à l'exécution de ses desseins excitent son irritabilité, sous l'influence de laquelle apparaissent les idées délirantes. Il se grandit alors à ses propres yeux, et finit par se croire Napoléon.

T... s'est toujours fait remarquer par la bizarrerie de son caractère et l'exagération de ses idées. Après avoir perdu une place d'architecte d'une petite ville du Bas-Rhin, il vit diminuer ses ressources et se fit arpenteur : il mena alors une vie nomade, dans laquelle il n'évita pas les occasions fréquentes de faire abus du vin et des liqueurs fortes. Il eut une pneumonie. Après sa guérison, il reprit ses habitudes ordinaires, sous l'influence desquelles une hypertrophie du cœur, dont il était atteint, fit des progrès rapides, et la monomanie ambitieuse finit par éclater.

F...., d'un tempérament sanguin-nerveux, a reçu une très-bonne éducation beaucoup au-dessus de son état. Il s'est toujours fait remarquer par le bon goût de sa mise et l'élégance de ses manières. Un amour-propre excessif et quelques idées d'ambition ont toujours été les traits saillants de son caractère. Une vie irrégulière, une surexcitation continuelle finirent par exagérer tous ces sentiments. La monomanie ambitieuse éclata après une assez longue période d'incubation, principalement caractérisée par des congestions cérébrales fréquentes et une irritabilité excessive. Après avoir parcouru dans son délire les différents grades de l'armée et s'être cru revêtu des plus hautes dignités, il finit par se persuader qu'il était Napoléon.

Les circonstances dans lesquelles la folie a éclaté chez ces trois individus sont très-différentes ; mais nous observons chez tous une sensibilité excessive primordiale, une imagination très-vive, très-exaltée ; une surexcitation naturelle dont la folie n'est en quelque sorte que l'exagération. L'excès du travail intellectuel chez le premier, l'abus des boissons chez le second, ont amené dans la constitution des changements, à la suite desquels la folie s'est développée. Chez le troisième, nous la voyons paraître dès que l'excitation morale de l'ambition coïncide avec certaines modifications physiques qui se sont opérées dans le cerveau. Le tempérament physique et moral modifié par des causes existantes, est donc la raison première de la forme du délire, dans les cas semblables à ceux que nous venons d'examiner.

32. La monomanie ambitieuse survient chez quelques individus, dont le caractère habituel ne pouvait pas, au premier aperçu, déceler une prédisposition à cette forme du délire ; des chagrins, de vives contrariétés et autres causes déprimantes ont rendu monomaniaques ambitieux des hommes qui n'avaient jamais montré ni vanité, ni orgueil. J'ai surtout observé ce résultat, lorsque l'action de ces causes a été longue et continue ; ordinairement alors l'abattement caractérise le début de la maladie , mais l'individu conserve assez de force de réaction pour opposer une forte résistance aux causes de son malheur, sur lesquelles il finit par se tromper. Cette lutte le plus souvent très-pénible amène bientôt une surexcitation active, par suite de laquelle le malade, se croyant animé d'une force surnaturelle, prétend tout dominer. Citons quelques faits :

G.... s'est fait remplaçant. Il a été frustré de l'argent qu'il devait recevoir de la compagnie avec laquelle il avait traité. Quoique sa liberté ne fût pas engagée, il fut profondément affligé d'avoir perdu cette occasion de prendre avantageusement du service. On n'avait jusqu'alors remarqué dans son caractère ni bizarrerie, ni exaltation. Fortement préoccupé de son idée, il se représente les avantages de la carrière militaire et se les exagère. Ses occupations habituelles lui déplaisent, il les quitte et se livre à des excès de boisson. Son imagination s'exalte, la moindre observation provoque un accès de colère. Enfin la monomanie éclate. G..... se croit *général, empereur.*

Chez cet individu, les circonstances ont amené une forte préoccupation qui, lorsque l'abus des boissons eut produit une lésion de la sensibilité, a servi en quelque sorte de base à la forme qu'a prise le délire. Si, sous l'impression de cette vive contrariété, G..... avait eu moins de force de réaction, il serait sans doute devenu lypémaniaque.

La même remarque peut s'appliquer au cas suivant :

O.... éprouve des contrariétés dans ses affaires, il est trompé plusieurs fois par les personnes auxquelles il accordait le plus de confiance. Doué d'une sensibilité excessive, il est accablé par le chagrin qu'il éprouve. Se croyant trompé et persécuté par tout le monde, il devient d'une méfiance outrée. Sa tête s'égare enfin, et ses idées prennent alors un autre cours. Sa volonté réagissant fortement, il se relève de cet abattement, et se croit appelé à redresser toutes les injustices et à punir toutes les exactions. Plein de confiance dans son mérite, il se voit arrivé à la première magistrature du royaume ; il lance contre tout le monde des réquisitoires foudroyants, suivis de condamnations éclatantes.

33. La monomanie ambitieuse a éclaté aussi quelquefois sous l'impression de causes physiques directes, sans que cette forme du délire pût se rapporter à une disposition antérieure dépendant soit du caractère, soit de l'éducation. Toutefois il existait avant l'invasion de la folie une surexcitation particulière produite par une vie déréglée. Dans ces cas, les idées sont plus

confuses, et la maladie passe rapidement à la démence, parce qu'elle dépend primitivement d'une lésion organique du cerveau. C'est principalement dans cette catégorie que se trouvent plusieurs des femmes que nous avons observées atteintes de monomanie ambitieuse.

34. Les distinctions que nous venons d'établir offrent des indications précieuses pour le pronostic. On ne guérit presque jamais les aliénés de la dernière catégorie; on guérit rarement ceux de la première; ceux de la seconde offrent le plus de chances de guérison.

35. La monomanie religieuse est principalement caractérisée par l'exaltation du sentiment religieux. Nous classons parmi les lypémaniaques ceux chez lesquels les erreurs relatives à la religion sont liées à d'autres phénomènes que nous examinerons plus loin. Tantôt une faiblesse naturelle de l'intelligence et un défaut d'instruction, tantôt une disposition naturelle ou acquise par l'éducation, sont les conditions psychiques de la production de cette forme du délire. Il en résulte un mysticisme qui, coïncidant avec une surexcitation de la sensibilité, ne tarde pas à s'exagérer sous l'influence de prédications imprudentes ou d'une forte contention d'esprit. Dans d'autres circonstances, à la suite de l'impression de causes déprimantes, l'individu puise dans une certaine exaltation religieuse la résistance qu'il oppose aux causes vraies ou fausses de son malheur. La crainte et le remords produisent souvent cette variété de l'aliénation mentale. La monomanie religieuse est très-souvent liée à des altérations organiques soit de la poitrine, soit des viscères abdominaux. Les anomalies de la sensibilité sont plus multipliées chez ce genre de malades, et les impres-

sions qu'ils reçoivent sont plus durables. Cette affection survient ordinairement à la suite d'une action lente et continue de la cause déterminante. La période d'incubation en est ordinairement très–longue ; aussi les guérisons en sont plus rares.

36. Les monomanies ambitieuses et religieuses ayant été les plus fréquentes à Stéphansfeld, nous avons cru devoir entrer dans plus de détails sur les conditions de causalité auxquelles elles sont soumises. Quant aux autres formes, on conçoit qu'elles varient avec chaque individualité, et il est presque impossible de les soumettre à une classification méthodique. Passons maintenant à l'examen des symptômes généraux de la monomanie.

37. Tantôt la surexcitation est telle, que le malade entièrement absorbé par son erreur, ne peut donner son attention à aucune autre idée. Il est impropre à toute occupation, soit en raison de l'objet de son délire, soit par suite de l'état d'agitation dans lequel il se trouve. Les idées se suivent avec une étonnante rapidité, et présentent même quelquefois une inconhérence apparente qui pourrait faire croire à l'existence d'une manie ; la plus légère contrariété irrite le malade, avec lequel il est impossible de suivre la moindre discussion, même sur les sujets étrangers à son délire.

Dans d'autres circonstances, l'excitation est moins prononcée et le malade est accessible à d'autres pensées. Susceptible d'être occupé, il est raisonnable tant que son idée fixe n'est pas en jeu. Il discute même sur l'objet de son erreur, et cherche à opposer toutes les raisons plausibles aux tentatives que l'on fait pour le détromper : ces deux états alternent quelquefois

entre eux, le dernier est surtout le résultat de l'isolement. Ce n'est qu'après un temps très-long qu'on l'observe chez les aliénés restés en liberté, parce qu'ils se
trouvent constamment dans des conditions qui les livrent à toute l'influence des causes d'excitation.

Il ne faut pas confondre avec la monomanie la
période d'incubation qui est commune à toutes les
variétés du délire, et pendant laquelle le malade reste
encore assez maître de lui-même pour ne laisser apercevoir que des singularités présentant quelques analogies avec les idées fixes du monomaniaque.

38. La monomanie ambitieuse débute ordinairement par une période d'excitation assez prononcée que
caractérisent principalement une irritabilité excessive,
une grande loquacité et souvent un développement considérable des forces musculaires. C'est pendant cette
période que les idées ambitieuses se coordonnent et
arrivent graduellement à leur *summum*. Ces malades
semblent insensibles à l'impression des agents physiques. Les fonctions digestives paraissent participer de
cette surexcitation générale ; de-là cette voracité que
montrent beaucoup d'entre eux. Ils sont sujets à de
fréquentes congestions cérébrales et à la constipation.
On les soumet difficilement soit au traitement, soit à
l'ordre établi dans la maison. Ils s'irritent à l'idée qu'on
puisse les croire malades, et même quand ils ont la
conscience du mauvais état de leur santé, ils ont soin
de protester d'avance contre toute comparaison avec
les autres aliénés. Leur excitation n'est pas désordonnée comme celle des maniaques ; elle en diffère
surtout en ce que fort souvent, pour ne pas compromettre leur dignité dans une lutte inégale, ils cèdent
plus volontiers devant un appareil de force. L'activité

de leur esprit est trop grande dans la première période pour qu'ils puissent écrire et formuler leurs plans ; ils ne tracent que quelques mots en caractères presque illisibles. Rarement ils jouissent d'un sommeil paisible ; ils sont assaillis par des rêves nombreux qui se rapportent à leurs idées fixes.

39. Cette période a une durée variable : tantôt elle se prolonge assez longtemps, et persiste avec diverses alternatives jusqu'à ce que le malade se rétablisse ou meure ; tantôt la maladie passe à l'état chronique, et, si l'aliéné montre alors une excitation moins permanente, il est aussi plus que jamais convaincu de la réalité de ses erreurs, et présente moins de chances de guérison, tant qu'il ne s'opère aucun changement dans sa constitution. Bien souvent cet état est un acheminement vers la démence, qui survient d'autant plus promptement que l'excitation a été plus prononcée et plus continue dans le début. Nous pouvons donc distinguer deux nuances dans cette seconde période de la monomanie ambitieuse : l'une qui n'est autre chose que la première moins l'excitation, l'autre qui est principalement caractérisée par l'extension du délire. Cette seconde période n'existe pas toujours ; la marche de la première est quelquefois si rapide que la démence en est la suite immédiate. Lorsque la maladie doit se terminer par la guérison, le délire cesse quelquefois tout à coup ; mais le plus souvent on observe qu'il perd insensiblement de son énergie. Le malade moins irritable devient plus accessible au raisonnement, sa conviction paraît ébranlée, sa volonté domine ses penchants, et toutes ses fonctions reprennent leur cours normal.

40. Chez les femmes la monomanie ambitieuse est moins fréquente et passe rapidement à l'état chro-

nique ; elle s'y maintient même quelquefois fort longtemps. J'ai vu à Stéphansfeld une femme atteinte de
monomanie ambitieuse depuis quarante ans. Quoique
âgée de 72 ans, elle jouissait d'une santé assez bonne,
grâce au régime sévère qu'elle se prescrivait elle-
même, et qu'aucune considération ne pouvait l'engager à dépasser. Douée d'une grande activité, elle
prenait part aux travaux les plus pénibles. C'est un
exemple remarquable de longévité dans l'histoire de
l'aliénation mentale.

41. La marche de la monomanie religieuse proprement dite ne diffère pas sensiblement de la précédente ;
toutefois, elle passe plus promptement à l'état chronique, et y persiste assez longtemps. On y observe
rarement des rémittences et encore moins des intermittences. Les erreurs de perception et de jugement,
dont ces monomaniaques sont les jouets, peuvent les
porter à des actes criminels. Aussi faut-il exercer à
leur égard une surveillance active. J'ai vu une femme
qui, par suite de l'exagération d'une dévotion peu
éclairée, s'était crue chargée d'une mission divine.
Elle menaçait toujours de tuer ; devenue plus calme,
elle était sans cesse en prières pour chasser les esprits
infernaux. Elle ne recevait pas indistinctement les
soins de tout le monde ; sa conduite vis-à-vis des divers employés de la maison dépendait de la qualité
qu'elle leur supposait. Elle se prosternait ou cherchait
à battre, suivant qu'elle croyait voir Jésus-Christ ou
le démon.

Quant aux autres monomoniaques, ils présentent
des différences individuelles sous le rapport de leurs
idées ; la maladie a la même marche, mais un peu plus
lente. Ils persistent plus longtemps à l'état chronique,

parce qu'on y remarque ordinairement moins d'excitation que dans les deux espèces précédentes.)

Nous terminerons ce qui a rapport à ce sujet par la citation des deux observations suivantes :

42. M. L..... appartient à une des plus anciennes familles de France, et a reçu une éducation très-distinguée. Sa vie a été très-agitée. Officier d'artillerie, il voyagea beaucoup, et entra pendant la révolution française au service d'un prince étranger qui lui conféra un grade supérieur. Vers l'âge de 30 ans, à la suite des fatigues d'un très-long voyage et d'une insolation prolongée, il eut un accès de manie qui dura peu, et céda à l'usage des bains de mer. Les circonstances au milieu desquelles il se trouva en 1814 et 1815, firent sur lui une profonde impression qui ne s'effaça jamais de son esprit ; ce fut comme par miracle qu'il échappa à un massacre. Rentré en France avec une modique pension, il vécut tranquille à Paris, trouvant dans l'instruction variée qu'il possédait un refuge contre l'ennui et la mauvaise fortune. La révolution de 1830 survint, les nouvelles émotions qu'il éprouva à la vue de ces événements portèrent à sa raison une première atteinte. Cependant ses habitudes n'eurent d'abord rien de bien extraordinaire : tout se borna à quelques démarches pour faire valoir des droits imaginaires à la pairie. Revenu plus tard dans sa famille, il y rencontra d'autant plus de contrariétés, que ses habitudes de célibataire l'avaient depuis longtemps accoutumé à une certaine indépendance. Son caractère devint irritable, parce que l'exiguité de ses moyens d'existence blessait souvent son amour-propre. Il manifesta d'abord quelques idées ambitieuses, se décora de titres imaginaires, devint prodigue. En même

temps que se multipliaient ses erreurs de perception et de jugement, il se développait une très-vive surexcitation sexuelle, sous l'influence de laquelle le délire devint très-intense. Quoique âgé de 70 ans, il ne pouvait rencontrer une jeune fille sans la poursuivre; sa famille alors, pour éviter quelque accident ou quelque scandale, provoqua son isolement. Voici ce qu'il offrit alors à notre observation : taille petite, tempérament sanguin, maigreur, yeux bleus et vifs, face très-colorée, agilité dans ses mouvements, salivation abondante, loquacité continuelle, quoique souvent inintelligible. En entrant dans l'établissement, sa préoccupation ne lui permet pas de s'apercevoir qu'on l'enferme, mais dès qu'il reconnaît sa position, il s'irrite, proteste contre sa détention, et manifeste les erreurs les plus bizarres relativement aux personnes qui l'entourent. Il menace tout le monde des châtiments les plus terribles, et, pour preuve de sa puissance, il fait valoir ses titres, sa correspondance, explique comment il est arrivé aux dignités qu'il s'attribue; puis, voyant qu'il n'obtient rien, il profère mille injures contre ceux qui l'ont amené, et contre ceux qui le retiennent. Ce n'est qu'en le menaçant de l'y contraindre qu'on obtient qu'il entre dans sa chambre. Au milieu de toutes ses idées de grandeur, il a cependant conscience d'un état de maladie, mais il veut se soigner lui-même. Pléthore, insomnie, agitation continuelle pendant la nuit. Perché sur sa fenêtre, il invective tous ceux qu'il regarde comme complices de sa captivité; il destitue les autorités, les fait fouetter par les noirs de la forêt qui sont à son service, et les condamne à la déportation ou à la mort. Quelques idées superstitieuses se mêlent à tous ses discours; il croit se protéger en prononçant quelques mots magiques avec une extrême volubilité. Dans d'autres moments, il cherche à corrompre les domestiques par la promesse de sommes considérables. Une saignée est prescrite, il ne s'y soumet qu'après avoir opposé la plus vive résistance. Appréciant très-bien la position des autres malades, il s'indigne qu'on veuille le confondre avec eux ; il ne se rend au bain que lorsqu'il est convaincu qu'on aura recours à la force pour l'y conduire. — Cet état d'excitation dura environ huit mois avec diverses alternatives ; il devint ensuite plus calme et plus sociable, et se fit surtout remarquer par une grande bonté et une sensibilité exquise. Sa conversation, quand elle ne roulait pas sur la généalogie et sur quelques idées fixes en médecine, décelait une instruction solide et variée, surtout en histoire. Enfin, sous l'influence du régime et d'habitudes régulières, sa constitution, très-altérée à son entrée, s'améliora d'une manière sensible. Son sommeil devint régulier et paisible ; il sut prendre assez d'empire sur lui-même pour réprimer ses emportements. Ce n'était plus qu'à de rares intervalles qu'il montrait une irritabilité très-vive. Habitué à se regarder comme le centre de toutes les affaires, il considérait encore les changements de ministère comme une juste punition encourue par ceux . qui avaient toléré ou provoqué sa détention.

Pendant l'été de 1837, il offrit de nouveau à notre observation une très-vive excitation, où se reproduisirent tous les symptômes que nous avons décrits plus haut. Mais à partir de l'automne, on remarqua une amélioration progressive jusqu'à sa sortie, qui eut lieu au mois d'août 1838. Depuis cette époque, sa santé n'a pas cessé d'être satisfaisante. Je dois ajouter qu'en sortant de l'établissement, et même plus tard, il témoigna la plus vive reconnaissance pour les soins dont il avait été l'objet.

43. B....., élevé dans un collége de jésuites, s'est pénétré de bonne heure d'idées mystiques, auxquelles le portaient de préférence un caractère naturellement sombre et mélancolique, ainsi que le peu de développement de son intelligence. Lisant attentivement la vie des saints, il regarda comme méritoire de faire abstinence et d'imiter les anachorètes. Cette exaltation mystique, jointe à un travail excessif, provoqua une affection cérébrale accompagnée de délire. Il guérit et reprit ses occupations habituelles. Il dépensa le peu de fortune qu'il possédait pour achever ses études de théologie. Quand il fut sur le point d'entrer dans les ordres, il se sentit dominé par des incertitudes et des inquiétudes sur son avenir. Par suite de cet état, il se persuada qu'une vieille dame, chez laquelle il demeurait, avait jeté un sort sur lui en communiquant aux aliments qu'elle lui servait des qualités propres à influencer ses volontés. Il quitta cette maison, et comme poussé par une force irrésistible, il courut çà et là dans un état d'anxiété qui lui fit croire qu'un pouvoir extérieur agissait sur ses déterminations. Au bout de deux mois, il recouvra un peu de calme et revint dans sa ville natale, où il entra chez un notaire. Ses ressources étaient épuisées, il se trouva réduit à ses faibles émoluments et à de légères rétributions qu'il recevait pour quelques leçons données en ville. Considérant que cette position précaire n'était pas en rapport avec les sacrifices qu'il avait faits, il crut devoir faire de nouveaux efforts pour en sortir. Se refusant tout loisir, s'imposant de nouvelles privations,

il se livra à des travaux et à des veilles au-dessus de
ses forces. Ses idées s'assombrirent de nouveau, il conçut des craintes plus vives pour l'avenir, et n'en continua ses études qu'avec plus d'ardeur. A la suite de
cet excès de travail, sa digestion se dérangea ; il l'attribua à des substances qu'on mêlait à ses aliments.
Insommie, anxiété, turbulence, impulsion irrésistible
à commettre toutes sortes d'extravagances. On le conduit à Stéphansfeld.

Agé de 32 ans, d'un tempérament bilieux, il est
atteint d'une hépatite chronique ; sa physionomie sombre et rêveuse est en rapport avec ses idées mystiques.
Il est affligé d'une position dans laquelle sa liberté
morale est anéantie. Pendant près de trois mois il est
dans une agitation continuelle, n'offrant que des intervalles très-courts de rémission ; il tombe alors dans
une sorte d'extase, récitant à voix basse un grand
nombre de prières, et traçant sur le mur des caractères mystiques. Puis aussitôt, et comme par une soudaine impulsion, il jette des cris confus, prononce des
mots sans suite.

Enfin, il se dépouille de ses vêtements et court tout
nu dans le jardin, opposant la résistance la plus énergique aux domestiques qui veulent l'habiller. Il est,
dit-il, dévoré par un feu divin ; il ne peut souffrir
que les hommes l'empêchent de se soumettre à la volonté de son créateur. Redevenu plus calme, il répond
aux observations qu'on lui adresse, qu'il ne serait pas
à Stéphansfeld s'il n'était pas fou. Dans ses moments
d'excitation, il se frappe la poitrine, se roule par terre
pour humilier sa chair, et refuse obstinément tout
aliment pendant plusieurs jours. La nuit est aussi très-
agitée ; il appelle son sauveur à grands cris. Ce ne sont

pas chez lui des hallucinations de l'ouïe qui le portent à tel ou tel acte; il n'entend pas les voix, il
les sent, et ne peut maîtriser les impulsions irrésistibles qui sont le résultat de ses fausses perceptions.
Ces accès se reproduisent à des intervalles plus ou
moins rapprochés, et durent quelquefois trois ou quatre
mois. Pendant la rémission, cet aliéné est calme et
cherche à se rendre utile. Il se fait toujours remarquer par un besoin de controverser et de citer des
textes. Il a toute l'allure d'un inspiré, la lettre suivante peut donner une idée de son état mental pendant cette période :

»Monsieur,

»Vous me demandez quelles sont les pensées qui
»m'occupent à St. Stéphansfeld; je les décrirai avec
»la naïveté, la candeur et la simplicité qui font mon
»caractère. Je considère la maison de St. Stéphansfeld
»comme une maison paternelle, où je vis comme au
»sein de ma famille. Les supérieurs de la maison sont
»mes pères, les personnes avec lesquelles je demeure
»sont mes frères. Ces deux idées qui dominent mon
»cœur me remplissent de joie et de consolation; elles
»me transportent pour ainsi dire du lieu de santé où
»je suis à ce lieu natal que j'avais quitté, il y a vingt
»ans, car à l'âge de 12 ans je n'avais ni père ni mère,
»et maintenant je suis dans la 32ᵉ année de ma vie.
»Je ne vis donc pas dans une maison étrangère, dans
»une maison de santé où l'on guérit les aliénés, et où
»je viens de recevoir moi-même une prompte gué
»rison. Mais non, je vis avec mon père et ma mère
»que je n'ai plus; je vis avec mes frères, et cela dans
»une harmonie et une douceur parfaite. Que Dieu soit
»loué qui fait changer en délices et en plaisirs ravis

»sants tout ce qu'il y a de plus contraire à la nature
»humaine. Un fou est un monstre dans l'espèce hu-
»maine, et moi, je trouve dans mes folies une sagesse
»infinie, je trouve la bonté et la sagesse qui me gou-
»vernent dans mes supérieurs, je trouve la charité et
»l'union par les frères qui m'environnent! Qu'y a-t-il
»de plus sage que cette douce harmonie. Aussi suis-je
»rempli de joie, quand je songe au bonheur parfait
»que je goûte journellement dans la maison des
»aliénés de St. Stéphansfeld. Jamais, depuis que je
»suis clerc de notaire, je n'ai pu goûter, pas même
»imaginer un bonheur semblable. Oh! que mon bon-
»heur est grand, que ma félicité est inconcevable,
»que mon contentement est parfait! Dans l'excès de
»mes extravagances, dans le trouble de mes folies, je
»me suis senti poussé comme malgré moi à crier avec
»le prophète roi : *hæc requies mea, in secula seculorum*
»*hic habitabo.*

»Insensé que je suis, oui insensé, mille et mille fois
»insensé est celui qui peut rendre quelque service à
»la société et qui préfère les douceurs dont je viens de
»parler dans mes folies aux sacrifices que demande
»la vie sociale. Courons, volons aux travaux et aux
»fonctions que la société impose à chaque mortel.
»Quoi! rester dans l'inaction tandis que toute la so-
»ciété est en mouvement. Cette seconde folie serait
»pire que celle dont on vient de me guérir.

»Je ne suis donc pas l'idole du bonheur que je
»goûte à ce moment. Je suis membre de la société, et
»comme membre je veux contribuer à la société par le
»peu de service que je suis capable de lui rendre. Car
»dans ce moment, je suis un fardeau à la société. C'est
»elle qui me nourrit, qui me loge, qui me chauffe, qui

»me soutient totalement. Donc je suis une charge à la
»société dans laquelle je vis et dont je suis comme
»séparé. La société a droit de me guérir de cette seconde
»folie. Donc pour sortir d'une folie dont celle dont je
»viens dé sortir n'est que l'ombre, je demande des
»fonctions pour lesquelles je puisse être utile à la so-
»ciété. Dès l'âge de 15 ans je brùlai du desir d'être
»utile à mes semblables. Ce desir fut comme l'âme de
»mes études et il fut le mobile secret de tous les sacri-
»fices que ces études m'imposaient. Jamais dans ma
»vie je n'ai songé à moi; mais quel était le but de ce
»désintéressement si precoce si constant? le bonheur
»de mes semblables qui sont mes frères. Mes idées, mes
»pensées, quelque noires, quelque sombres qu'elles
»paraissent sur la gravité de ma figure, sont claires,
»lumineuses comme le soleil. Cependant j'ai dit que
»je n'ai pas de desirs et j'ai dit en même temps que
»j'avais le desir véhément de retourner aux travaux.
»Ce n'est pas une contradiction. Car ce desir est telle-
»ment modéré, si véhément qu'il soit au fond de mon
»cœur, que si mes supérieurs me disent : vous resterez
»ici un an, je n'aurai pas même la pensée de sortir
»avant la révolution complète de l'année ou de l'époque
»fixée par mes supérieurs. Il en est de même de tout
»ce que mes supérieurs peuvent me commander etc.«

Le reste de la lettre n'est que la répétition des mêmes
contradictions, des mêmes incertitudes.

Lorsque ces incertitudes deviennent plus pronon-
cées, le malade est en proie à une vive agitation, et
l'accès revient tel que nous l'avons décrit. Tantôt il
veut sauver le monde de la damnation éternelle et s'offrir en sacrifice; tantôt il sent que le démon est en lui
et l'agite. A l'époque où j'ai quitté l'asile de Stéphans-

feld, l'affection organique avait fait de notables progrès, et sa constitution s'était considérablement affaiblie.

44. Je vais terminer ce chapitre par la citation d'une lettre, dans laquelle un monomaniaque sollicitait sa sortie.

»Monsieur le Docteur,

»J'ai l'honneur de vous soumettre très-humblement »la réminiscence de l'autorisation préalable de sortie »primitive des hospices civils de la ville de Strasbourg »en 1833, à laquelle vous contribuâtes y joignant »l'affirmative verbale ou par constatation d'un certificat »de santé.

»En conséquence de la récidive depuis trois ans re-»légué dans l'établissement mentionné ci-dessus, j'ose »avec confiance vous supplier d'avoir la bonté de pro-»voquer mon élargissement par les autorités ayant »qualité d'évacuer un individu à la charge de l'état, »lequel appert de se pourvoir des moyens d'existence »par les voies légales, cela étant impérieusement né-»cessaire pour le rehaussement de sa partie vocative »et instructive, et par complément de la réhabilitation »dans la gutturale de son administration qu'il a perdu »de vue depuis 1825.

»Afin de dissiper le doute que pourrait susciter le »déboîtement du service de l'administration, j'en ré-»fère au dossier des pièces authentiques de bonne vie »et mœurs déposées dans mon domicile aux deux écu-»reuils à Strasbourg, lesquelles corroborent l'affirma-»tive de ma non-culpabilité, n'ayant jamais comparu »devant mes juges naturels pour une action quelcon-»que de nature justiciable que pour la prestation de »serment. Attendu qu'il ne serait pas juste que vous

»ajoutassiez foi à la simple déclaration d'un employé
»défroqué par cas fortuit. Défroqué n'est pas le mot
»propre, sans trop insister sur l'onomatopie des termes,
»mais malade par le rigoureux effort dans le matériel
»des poursuites. J'aime à croire que je puis entrevoir
»avec sécurité le succès de ma mutation de sortie pro-
»chaine pour peu que vous voulussiez interposer en
»ma faveur sans trop demander de vos bontés. Je vous
»serai infiniment reconnaissant, monsieur le docteur,
»de hâter ma rentrée dans l'ordre social pour m'oc-
»cuper de la réédification de mon sort et ferez bien
»par une diminution des charges de l'état et moi je
»serai apte à me pourvoir à mes frais et dépens des
»secours dûs à une mère veuve comme son fils unique
»soutien. Veuillez, je vous prie, ne pas prendre en
»mauvaise part, en vous obsédant dans vos fonctions;
»mais j'ai cru cette formalité indispensable afin de me
»conformer aux usages établis dans les établissements
«des hospices de la ville et de l'état, voulant satis-
«faire aux mesures obligatoires avant mon admission
«dans la catégorie de la pluralité, ainsi que je le sou-
»haite pour tous ceux qui désirent atteindre cet objet,
»avant qu'on ne les livrasse à l'abandon et avant l'ex-
»piration de la période limitée.

   »Veuillez agréer, monsieur le docteur, les sentiments
»du profond respect avec lequel j'ai l'honneur d'être
   »Votre très-humble et très-obéissant serviteur.

L.»

CHAPITRE IV.

Lypémanie.

45. La lypémanie, quoique le délire y soit restreint à certaines idées, se distingue de la monomanie proprement dite par ses symptômes et sa marche. Cette distinction n'a pas échappé à quelques anciens auteurs; elle est généralement adoptée aujourd'hui.

Cette variété du délire que nous avons vue être assez fréquente, est principalement caractérisée par une surexcitation passive de la sensibilité, accompagnée d'un état d'inquiétude et d'abattement moral qui n'exclut cependant ni l'agitation ni la turbulence. Le lypémaniaque se reconnaît à sa démarche, à son regard. Tout dans son extérieur décèle les pénibles sensations qu'il éprouve. Perdant tout espoir, enclin à voir des ennemis dans tous ceux qui l'entourent, il repousse les soins qu'on lui prodigue. Quelques hallucinés se rapprochent assez des lypémaniaques, surtout lorsque la maladie est ancienne et que les tourments causés par les hallucinations ont amené une sorte de désespoir. Nous devons rapporter à cette classe les démonomaniaques et un grand nombre d'hypochondriaques.

46. Un caractère pusillanime, un esprit timoré, une humeur sombre et mélancolique résultant soit d'une éducation antipathique, soit d'inclinations contrariées; des idées superstitieuses ou un manque de foi religieuse, un jugement faible, une volonté trop peu énergique pour lutter contre les événements; certaines pas-

sions déprimantes, l'avarice, l'envie, la jalousie etc. ; l'absence native et surtout accidentelle des sentiments expansifs ; enfin la disposition à souffrir sans réagir, sont les principales conditions psychiques de la lypémanie qui, de même que la monomanie, n'est quelquefois qu'une exagération du caractère habituel.

La prédominance des tempéraments bilieux et nerveux ou lymphatiques ; certaines affections chroniques du cœur, des poumons liées à des lésions diverses des viscères abdominaux, une sensibilité très-marquée; un affaiblissement de la constitution par suite de maladies longues et continues ou par des fatigues excessives, des névropathies de diverses natures, des affections convulsives ; l'aménorrhée, la dysménorrhée, l'âge critique, les métastases, telles sont les conditions somatiques que nous rencontrons principalement dans cette forme du délire.

Des écarts de régime, une vie dissipée et de débauche; la crainte, l'inquiétude, les revers de fortune, le dénuement, les chagrins, et surtout les chagrins domestiques subits ou continus, des espérances déçues, des affections trompées, certaines lectures, telles sont les principales causes dont l'influence directe contribue à développer la lypémanie ou l'une des prédispositions signalées plus haut.

Les causes excitantes peuvent aussi amener la lypémanie en agissant sur des individus privés de force de réaction suffisante. C'est ainsi que la joie, une attente prolongée, une vive excitation cérébrale, des écarts d'imagination, peuvent produire la lypémanie ou la monomanie, suivant les circonstances et les prédispositions. C'est comme cela que nous observons quelquefois une vive émotion amener chez l'individu, qui l'éprouve instantanément, un état de stupeur qui conduit à la lypémanie.

Quant aux idées dominantes des lypémaniaques, nous pouvons établir en principe qu'elles sont, dans les conditions que nous venons de faire connaître, soumises aux mêmes influences et aux mêmes transformations que dans la monomanie; les circonstances les plus saillantes de la vie servent ordinairement de base au délire. Le tuteur intègre a des scrupules sur sa gestion; l'homme riche croit à sa ruine; un autre qui, tout en rencontrant partout le meilleur accueil, n'arrive pas aussi vîte qu'il le voudrait au but de ses désirs, se croit persécuté et entouré d'ennemis acharnés; un autre est amené par la lecture incomprise de livres de médecine à se croire atteint de toutes sortes de maladies. Il est en outre facile de concevoir à combien de variétés doivent donner lieu les différences qui résultent des idées dominantes de l'époque, des professions, des institutions politiques, des positions sociales etc., circonstances dont nous avons toujours l'occasion de constater l'influence dans la production de la folie.

Citons maintenant quelques exemples :

47. Une femme qui s'est toujours fait remarquer par une grande piété, éprouve des malheurs; elle n'est pas douée d'assez de force pour les supporter avec résignation. Elle se rappelle alors les menaces qu'un zèle imprudent avait dictées à son confesseur; elle croit qu'elle a passé sous la domination du diable qui la possède, et que son infortune est la juste punition de péchés qu'elle s'exagère. Les aliments qu'elle prend, c'est le démon qui les digère. Ses angoisses sont quelquefois telles, qu'elle ne peut supporter aucun

vêtement. Sa volonté est subjuguée; le diable est le moteur qui la dirige dans toutes ses actions.

Chez cette femme d'un tempérament nervoso-bilieux, privée de toute éducation, d'un jugement borné, d'une religion peu éclairée et d'un caractère naturellement craintif, les privations ont amené peu à peu une affection chronique des organes digestifs. Les chagrins résultant d'une position précaire ont, dans ces conditions, amené la lypémanie, et, par suite des dispositions d'esprit de la malade, les erreurs de perception ont revêtu la forme de la démonomanie.

Une jeune fille devint lypémaniaque par suite d'une frayeur causée par l'incendie de la maison où elle se trouvait. Elle avait à la folie une prédisposition héréditaire, et des chagrins assez vifs, combinés avec une santé délicate, devaient nécessairement favoriser le développement de cette forme du délire,

Quelques individus ont ce qu'on appelle le vin triste; les écarts de régime les plongent dans un état de stupeur qui par la suite peut, sous l'influence de vives contrariétés, se transformer en lypémanie.

Une femme très-avare se soumettait à des privations continuelles qui portaient atteinte à sa santé. Deux filles qu'elle affectionnait beaucoup, viennent à mourir. Elle se croit seule et sans ressources; elle s'exagère les frais de leur maladie et se prétend ruinée. Elle devient lypémaniaque, prétendant que dans sa triste position elle n'a plus qu'à se laisser mourir de faim.

Une autre, pendant la convalescence d'une maladie grave, se confesse auprès d'un prêtre imprudent qui, sans égard pour la faiblesse de la malade, lui inspire des terreurs sur son salut et augmente encore des craintes, auxquelles la prédisposait une grande dévotion. La lypémanie se manifeste aussitôt par des idées de damnation etc.

Une autre a eu une mauvaise conduite. Douée d'une imagination très-vive, elle n'a jamais pu suivre les conseils de la raison. Après bien des désordres, elle est tombée dans une dévotion exagérée. Les remords, le dénuement, en ont fait une lypémaniaque.

Un juif, colporteur, d'un caractère pusillanime et d'une constitution très-faible, ne voit pas prospérer ses affaires au gré de ses désirs. La douleur qu'il en éprouve est très-vive, elle anéantit toute son énergie morale. A l'entendre, il ne peut vivre ni mourir, il souffre cependant des maux atroces. La moindre impression est douloureuse pour lui. Tantôt il accuse un vide dans le cerveau ; tantôt il croit que sa tête a un volume énorme, ou que son ventre remonte à son cou. Chaque jour il réclame un nouveau médicament, et n'est jamais satisfait de celui qu'on lui a donné ; quoiqu'il regarde son mal comme incurable, il demande sans cesse les moyens de le guérir. Les erreurs de perception relatives à la personnalité sont nombreuses ; et il finit par attribuer ses maux à des agents extérieurs.

Entré d'après sa propre volonté à Stéphansfeld, cet individu n'y a séjourné que quelques jours.

Madame M....... est âgée de 52 ans. Dès sa plus tendre jeunesse elle a toujours eu une constitution très-délicate. Son caractère était enjoué, son esprit vif, et elle avait pour tout apprendre une aptitude extraordinaire. Traitée avec assez de sévérité par son père qui avait cependant beaucoup de tendresse pour elle, mais repoussée par sa mère qui ne l'aimait pas, elle était réduite aux travaux les plus pénibles du ménage, et était souvent obligée de prendre sur son sommeil pour acquérir les connaissances dont elle sentait le besoin. Il résulte de tous les renseignements fournis par les personnes les plus dignes de foi, que la jeune M.... a puisé dans ses relations de famille une prédisposition que d'autres circonstances devaient développer par la suite. Repoussée par sa mère, peu secondée par son père, témoin de diverses scènes d'intérieur souvent pénibles, ne pouvant pas toujours suivre l'élan d'un caractère aimant, généreux et enjoué, elle s'est trouvée soumise à une crainte continuelle qu'augmentaient quelquefois les circonstances les plus insignifiantes, et qui était d'autant plus vive qu'elle était douée de la plus exquise sensibilité. Des chagrins l'accueillirent donc à son entrée dans le monde, et lorsque plus tard elle fut placée dans une position indépendante, elle ne fut plus assez forte pour prendre le dessus, tant cette cause déprimante avait eu d'influence sur elle, et avait contribué à produire cette surexcitation passive de la sensibilité qui avait développé un caractère habituel si différent du caractère primitif. Ce qui surtout a contribué à amener ce résultat psychique, c'est un état valétudinaire, principalement caractérisé par des affections nerveuses de diverses natures; de forts battements de cœur, de la dyspnée, un enrouement, un dérangement fréquent des fonctions digestives, étaient les symptômes les plus saillants qu'elle offrait à cette époque. Elle se maria en 1818, à l'âge de 30 ans, avec un négociant.

Dans les premiers temps de son mariage, les affaires commerciales n'ayant pas marché au gré de ses désirs, elle conçut des inquiétudes exagérées sans doute, mais fondées cependant sur une association logique des idées. Ce qui n'eût été chez une autre qu'un motif de prévoyance, l'impressionnait beaucoup plus vivement, et comme elle n'avait jamais été heureuse dans sa famille, il lui semblait impossible de jouir jamais de cette tranquillité qui était l'objet de tous ses désirs. Économe, conduisant son ménage avec ordre, elle se méfiait toujours des chances du commerce. Son mari étant venu s'établir dans la ville où demeurait son père, elle se livra à l'instruction des enfants et trouva quelques distractions dans cette occupation. Cependant son caractère inquiet lui inspirait toujours des craintes pour l'avenir.

La mort de son père, arrivée en 1834, fut pour elle un coup terrible. Ses règles, qui jusqu'alors avaient toujours été régulières, se supprimèrent instantanément. Elle tomba alors dans un abattement profond et perdit le peu de force morale qu'elle conservait encore. Ses craintes, ses angoisses augmentèrent, et finirent par dominer tellement son esprit qu'elles devinrent en quelque sorte le prisme à travers lequel elle voyait tous les objets. Depuis lors la maladie a fait des progrès sensibles, et aujourd'hui elle est arrivée jusqu'à redouter la damnation éternelle.

Nous voyons donc, en résumé, que les chagrins ont été la cause occasionnelle de cette maladie; un caractère inquiet en a été la condition psychique. Nous en trouvons la condition somatique dans l'âge critique, ainsi que dans une constitution nerveuse et délicate.

48. Exposons maintenant rapidement les principaux phénomènes qui caractérisent cette forme du délire.

Le lypémaniaque se fait remarquer par une sensibilité excessive, très-irritable; il reçoit facilement l'impression des agents physiques. Aussi est-il très-sujet aux maladies incidentes. Son attention est fixée sur un seul objet ; tantôt il est turbulent, tantôt il est frappé d'une sorte de stupeur. Cet état est pour lui la source d'une foule d'erreurs de perception et de jugement ; les diverses hallucinations des sens viennent quelquefois accroître ses terreurs et ses tourments. Le lypémaniaque est souvent dangereux, même quand le délire est calme. C'est l'aliéné le plus dissimulé quand il prépare quelque sinistre projet. Bien plus que les autres monomaniaques, il est opiniâtre pour soutenir son erreur ; il repousse toutes les consolations qu'on veut lui prodiguer, parce que, d'après ses idées, son malheur est au-dessus de tout remède, soit en raison de la cause commune qui l'a produit, soit en raison de ce que lui disent des voix qui se font sans cesse entendre près de lui. Cette résistance est parfois le résultat d'une inertie morale. Les sentiments affectifs sont quelquefois à un haut degré d'exaltation, le plus souvent ils sont lésés ou abolis. Beaucoup de lypémaniaques sont égoïstes et ne compatissent aux maux de personne : ils en sont même contents. Ils n'ont aucune reconnaissance pour ceux qui les soignent. Au contraire, ils ne leur épargnent pas les accusations les plus injustes ; le bonheur des autres leur fait mal. *Une demoiselle d'un physique peu agréable était devenue lypémaniaque à la suite d'un dérangement de la menstruation. Se croyant accablée des malheurs les plus grands, elle pinçait ses compagnes, déchirait leurs robes, les réveillait pendant la nuit, afin de leur faire connaître la douleur et les contrariétés. Dans tout ce que l'on faisait pour les autres, elle voyait des préférences injustes et cherchait les moyens de s'en venger.* On astreint difficilement ces malades à des occupations qui puissent les distraire ; rien n'a d'attrait pour eux, toute leur attention est concentrée sur leur position, ou bien leur volonté est impuissante pour réagir, leur ténacité est aveugle et comme instinctive. J'ai eu plusieurs fois l'occasion d'observer des malades qui écoutaient avec attention les conseils que je leur donnais, qui auraient bien voulu les suivre, mais leur volonté n'était pas capable de cet effort. La période d'incubation est souvent fort longue, et il n'est pas toujours facile de la distinguer du caractère habituel du malade. Le plus ordinairement les premiers symptômes apparaissent sous les yeux de personnes qui les méconnaissent. Les secours de l'art ne sont réclamés alors que dans une période avancée de la maladie, ce qui n'aurait pas lieu si l'on observait plus attentivement la coïncidence qui existe entre les symptômes psychiques et les modifications diverses que subissent la constitution et l'exercice des fonctions. La variété des rapports qui existent entre les conditions psychiques et les conditions somatiques nous expliquent très-bien les différences que nous observons dans le mode d'invasion de cette variété du délire.

Le développement de la maladie est ordinairement plus prompt quand la lésion somatique précède la condition psychique et l'action de la cause.

On observe beaucoup de nuances dans la marche de la lypémanie suivant les conditions physiques auxquelles elle est subordonnée. La nature des lésions somatiques sert de base au pronostic que l'on peut établir sous ce rapport. La lypémanie passe quelquefois à la manie, qui en devient pour ainsi dire la crise. J'ai vu la monomanie ambitieuse survenir quelques temps après la guérison d'une lypémanie. La lypé-manie passe facilement à l'état chronique ; la terminaison par la démence est plus rare que dans les autres genres d'aliénation mentale.

49. On n'observe pas parmi les lypémaniaques des différences aussi tranchées que celles que nous avons signalées à l'article de la monomanie proprement dite. Toutefois, il n'est pas impossible d'y distinguer certains groupes ou espèces ayant leurs caractères propres joints aux symptômes généraux du type commun. Ces espèces correspondant à celles que nous avons signalées dans la monomanie, en diffèrent par des modifications qui résultent de l'état de la sensibilité. Nous avons donc une lypémanie ambitieuse, une lypémanie religieuse, une lypémanie érotique, etc. Cette classification est établie plutôt dans le but de faciliter l'observation, que dans celui de créer de nouvelles espèces nosologiques qui se trouveraient quelquefois réunies chez le même individu. On peut cependant l'admettre, car il existera toujours quelques symptômes prédominants, qui rattacheront tel ou tel cas à telle ou telle espèce ; nous aurions pu d'ailleurs faire pour la monomanie la même observation qui s'applique à toutes les classifications qu'on veut établir des phénomènes de la nature.

Ce que nous avons dit des causes et des conditions de causalité de cette forme de l'aliénation mentale, nous explique suffisamment pourquoi la lypémanie ambitieuse doit être assez rare ; aussi n'ai-je eu l'occasion d'en observer que peu de cas pendant mon séjour à Stéphansfeld. Chez l'un de ces malades une vive imagination unie au désir immodéré de parvenir et au sentiment exagéré du mérite personnel avait été la principale condition psychique ; une affection chronique de la poitrine, compliquée plus tard de lésions

des fonctions digestives, en avait été la condition
somatique. Des chagrins domestiques, des mécomptes
de toute nature avaient peu à peu, à l'aide de ces prédispositions, amené la lypémanie.

La lypémanie religieuse au contraire est plus fréquente, surtout parmi les femmes, à quelque religion
qu'elles appartiennent ; la crainte est le sentiment qui
domine dans cette espèce, tandis que chez le lypémaniaque ambitieux, c'est le besoin de la vengeance. Le
lypémaniaque religieux se sent dirigé par un pouvoir
supérieur, tandis que l'autre manifeste plus de volonté,
plus de préméditation et plus de spontanéité. Quant
à la lypémanie érotique, elle se distingue de la monomanie érotique, en ce que dans cette dernière, c'est
la surexcitation sexuelle qui prédomine, tandis que
nous observons dans la première un sentiment mélancolique vague, dont nous pouvons donner une idée
assez juste en disant qu'il se rapproche assez de ce
qu'on nomme amour platonique. Quant aux autres
lypémaniaques qui ne peuvent pas être rangés dans
une de ces trois catégories, nous trouvons que les uns
se rapprochent de la seconde espèce par la prédominance de la crainte et des sentiments qui en sont la
suite. Les mélancoliques et les hypochondriaques, c'est-
à-dire ceux dont l'état est principalement caractérisé
soit par une tristesse vague sans motif déterminé, soit
par une exagération et une fausse appréciation de leurs
douleurs, vraies ou supposées, complètent la série des
espèces qui ont été observées à Stéphansfeld.

50. Après les considérations générales qui précèdent,
il me reste à donner l'analyse de quelques observations. Je transcris d'abord une lettre que m'adressa un
jour une de nos lypémaniaques les plus turbulentes.

»Monsieur le médecin,

»Permettez-moi que je m'adresse à vous avec toute
»la confiance que vous méritez, malgré votre cruauté
»envers moi. Néanmoins je sais pourtant que la
»philanthropie est cachée au-dessous de ce masque,
»quand même vous ne voulez pas me communiquer
»vos motifs. Il n'y a donc d'autre moyen d'oser m'ab-
»senter au moins une journée que de vous avouer
»tout franchement les malheureuses circonstances en
»lesquelles je me vois plongée. Malgré que la honte
»me fait rougir même en écrivant cela, le sacrifice
»de ces aveux trouvera d'autant plus de prix à vos
»yeux.

»On dit que la pauvreté ne déshonore pas ; hélas !
»quel mensonge, d'autant plus chez moi, comme tout
»mon malheur provient (pour ainsi dire) d'un affai-
»blissement des facultés intellectuelles, encore plus du
»malheureux pouvoir de penser si profondément.
»Tellement que je me trouve perdue pour ce monde
»et pour l'autre, parce qu'à force de méditer, j'ai
»perdu toute la confiance en la Providence qui agis-
»sait injuste envers moi de me priver de toutes les
»capacités de quoi trouver mon entretien. En un mot,
»monsieur le médecin, mon sort est horrible.

»Tout cet embarras me fait oublier la conduite ty-
»rannique de laquelle je suis traitée, *moi qui pour-
»rait être née pour commander,* et non pour être subor-
»donnée en mes vieux jours encore en des menaces
»de maltraitement, et pour me considérer à la lumière,
»je n'ose pas seulement me plaindre, parce que l'on
»a encore plus d'indulgence que je n'en mérite par
»mon violent caractère. Est-ce donc un crime, mon-
»sieur, que la fille d'un négociant (comme était mon

»père) ne peut pas se faire croire qu'elle est celle d'un »cordonnier.»

Cette femme atteinte d'une affection du cœur, placée par suite de revers dans une position précaire, a éprouvé de très-violents chagrins qui ont amené la lypémanie. L'amour-propre blessé est le sentiment prédominant chez cette malade; il est aussi le mobile de toutes ses actions. C'est l'exagération de ce sentiment qui rend toutes ses impressions si pénibles, et qui lui fait considérer comme une tyrannie les habitudes régulières auxquelles elle est obligée de s'astreindre. De-là sa turbulence, son irritabilité qui la portent souvent aux actes de violence les plus désordonnés dont elle se repent peu après.

51. W....., âgé d'environ 55 ans, conçut des scrupules sur la gestion d'une tutelle dans laquelle cependant sa conduite avait été irréprochable. Regardant comme irréparable le tort qu'il croyait avoir fait, il tomba dans l'abattement et le désespoir. Après avoir séjourné trois ans à l'hôpital civil de Strasbourg, il fut transféré à Stéphansfeld, où il mourut quinze jours après son entrée. Voici ce que nous avons observé pendant ce court espace de temps : sa démarche est lente, tout dans sa constitution décèle une extrême faiblesse, son teint est livide, ses chairs sans rémittence, sa respiration est gênée, une toux sèche et rauque vient à de courts intervalles interrompre ses gémissements. Il accuse tout le monde des maux qu'il souffre ; il parle sans cesse de la mort qu'il attend, et regarde cependant les soins qu'on lui donne comme des efforts impuissants pour hâter sa fin. Il veut mourir, et il tient à la vie. Il regarde les maux qu'il souffre comme une juste punition des péchés qu'il a commis ; il ne

voit autour de lui que des diables ou des possédés du diable. Sans cesse il cherche à nuire à tous ceux qui l'entourent.

Les principales altérations trouvées après sa mort sont :

Un épanchement considérable de sérosité dans la cavité thoracique.

L'hépatisation du lobe inférieur du poumon droit.

Le péricarde adhérent au cœur est converti en une substance cartilagineuse de 5 à 6 millimètres d'épaisseur. Un bourrelet de même nature entoure la naissance de l'aorte et la resserre ; il a près de 12 à 15 millimètres d'épaisseur. Le parenchyme du cœur très-peu consistant, décèle une hyperthrophie aux dépens des cavités.

Tous les autres organes étaient dans leur état normal.

Cette observation offre assez d'intérêt, quoique, en raison des embarras d'une première organisation de l'asile, elle n'ait pas pu être recueillie avec tous les détails qu'elle comportait.

52. Z....., âgé de 52 ans, est un ancien militaire. Il a eu quelques chagrins et a cherché d'abord une consolation dans l'abus des boissons, qui ont eu pour principal résultat un dérangement notable des fonctions digestives. Par un changement subit, il s'est mis à lire des livres mystiques beaucoup au-dessus de son intelligence. A dater de cette époque il se crut perdu, s'attribua des torts imaginaires, perdit le goût pour tout travail et tomba dans une apathie complète, à la suite de laquelle se manifesta une excitation assez vive. Il tenta plusieurs fois de se détruire, une fois par strangulation, une autre fois par submersion. Faus-

ses perceptions : tantôt il se croit empoisonné, tantôt il croit à la présence d'une flamme infernale dans l'estomac. Inappétence, insomnie, constipation habituelle; irritabilité excessive qui le pousse à des voies de fait et rend sa séquestration nécessaire.

A son entrée, abattement. C'est avec peine s'il articule quelques mots entrecoupés pour accuser toutes sortes de souffrances dont le siège, variable suivant ses impressions, est ordinairement placé par lui dans le ventre. Il les regarde souvent comme le résultat d'influences extérieures qui agissent sur lui : se méfiant de tout ce qui l'entoure, il refuse de signer une quittance qu'il prend pour un contrat avec le diable. Sa femme étant venue le voir, il reconnaît bien ses traits, mais il prétend que c'est le démon qui a pris sa forme. Il regarde ceux qui l'entourent comme autant d'ennemis ; tantôt il se plaint qu'on veut lui couper la tête ou qu'on l'empêche de dormir, tantôt qu'on donne aux aliments des qualités nuisibles ; les hallucinations sont nombreuses, mais *variables*. Il supplie toujours qu'on lui accorde un peu de repos. Sa physionomie exprime la crainte, sa démarche est lente ; ce n'est pour ainsi dire qu'en tremblant qu'il ose faire quelques pas. Persuadé que d'autres personnes ont sur lui un pouvoir absolu, il demande qu'on n'en abuse pas pour le tourmenter. Sensations bizarres : une fois il prétend qu'il n'a plus une seule goutte de sang ; dans un autre moment il croit avoir perdu son ventre. Il réclame la mort pour terminer ses souffrances ; il désire surtout qu'on le brûle. On applique un moxa sur sa tête chauve pour condescendre à son désir. Pendant la suppuration qui suit la chute des escarres, on remarque un changement subit dans sa démarche et dans ses discours. Les plaintes continuelles ont fait place à un certain contentement de lui-même ; il se trouve bien. Sa conduite antérieure lui paraît ridicule. Il mange avec appétit, dort bien, et ce n'est plus qu'à de rares intervalles qu'il se plaint un peu. Il reconnaît sa femme et ses enfants, les revoit avec plaisir. Au bout de quelque temps, sa guérison est complète.

Employé dès le début de la maladie, ce moyen aurait-il réussi ? je ne le pense pas. L'isolement, un régime convenable, des habitudes régulières avaient produit de notables améliorations dans sa constitution, et préparé ainsi de longue main un succès qu'on n'aurait peut-être pas obtenu à une autre époque.

53. W....., d'une taille élevée, d'un tempérament bilioso-nerveux, est doué d'une certaine intelligence, et quoique sa première éducation ait été très-négligée, il a montré dans plusieurs circonstances un génie d'invention assez remarquable. D'une humeur sombre et farouche, il avait un caractère emporté et un amour-propre excessif. Dès sa jeunesse il ne fut pas soumis à une direction convenable, si nécessaire dans les premières années de la vie. Son père, d'une sévérité excessive à son égard, avait contribué à le rendre peu expansif ; sa mère seule avait sur lui un peu d'influence et était l'objet de toute son affection. Aussi éprouva-t-il le plus violent chagrin quand il la perdit. Ses regrets, ses chagrins et le récit des principaux événements de sa vie depuis cette époque sont consignés dans une longue lettre qu'il adressa à l'un de ses parents, deux mois avant son entrée dans l'asile. Comme elle est très-étendue et contient des détails techniques sur les filatures, nous nous bornerons à en

extraire les passages les plus intéressants sur les causes et l'origine de sa maladie.

La mort de sa mère fut, à ce qu'il paraît, suivie de tous les embarras d'une liquidation fort difficile. Le chagrin et les ennuis des arrangements de famille le rendirent encore plus mélancolique; néanmoins sentant le besoin de se soutenir par son travail, il chercha une place dans une filature. Voici comme il raconte ce fait :

»Je fus employé au comptoir en remplacement d'un »pauvre père de famille duquel on était mécontent »pour excès de boisson; j'obtins ce petit emploi par »protection, et pour le même travail que le père de »famille fesait on me donnait les trois cinquièmes des »émoluments mensuels qu'il avait. Je m'étais mis en »pension dans l'auberge de la demi-lune et là presque »tous les soirs j'avais occasion de voir le pauvre père »de famille évincé qui venait y boire sa misère où le »quart de litre de vin. . . . . ». . . . son air compassé, l'affectation qu'il mettait à »rechercher le maître de pension aubergiste chez le— »quel je mangeais et étais logé, me fit croire qu'il avait »une secrète rancune contre moi, qu'il me croyait »l'auteur et la cause première de sa mésaventure. Je »cherchai à faire connaissance de plus près avec lui, »je le trouvai d'un caractère sombre et peu communi— »catif, ce que je ne pouvais attribuer à la différence »des âges, car avec l'aubergiste il était affable et même »très—communicatif, quoiqu'il soit de quelques années »plus jeune que moi . . . . » . . . . «

Ce fait se rapporte à l'année 1833; nous y voyons les premiers signes d'un caractère inquiet qui ne fit

que se développer par la suite, surtout au commencement de 1834. Mais laissons parler notre malade.

  »Vers ce temps-là mes forces commencèrent à dé-
»faillir d'une manière extraordinaire, je ne pouvais
»plus vaquer pendant quinze jours de suite aux fonc-
»tions que je remplissais, précédemment, ce qui joint
»à un échauffement cérébrale, me fit croire que j'avais
»été empoisonné ou du moins que l'on avait introduit
»des matières nuisibles dans les aliments servant à ma
»nourriture — à la disposition où j'étais de tomber
»souvent malade, vint se joindre une autre cause qui
»m'inspira un profond dégoût pour les fonctions que
»je remplissais, c'était la froide indifférence avec la-
»quelle on avait reçu mon invention, les grossièretés
»d'un contre-maître en un mot, en un mot mon in-
»vention était productive (Il s'agit d'une modification
»à une roue hydraulique) pour d'autres, infructueuse
»pour moi, ce qui finit par irriter mon caractère, de
»telle sorte qu'il me fut impossible de continuer plus
»longtems à remplir les fonctions de commis, je de-
»mandai mon congé et me retirai. . . . .
» . . . . l'on m'avait reçu avec
»empressement, l'on me laissa m'en aller avec froideur
»et indifférence.
» . . . .
» . . . .
  »Le succès que je venais d'avoir avec les roues hy-
»liques, me donnait l'espoir que je trouverais à me
»placer plus convenablement dans la partie de la con-
»struction, que je ne l'étais dans la filature où la
»poussière du coton jointe à l'épaisse et noire fumée,
»émanation des quinquets dont nous nous servions,
»produisaient des espèces de suffocation, fatiguaient

»excessivement mes organes de la respiration, me
»faisait perdre l'appétit de sorte que je me trouvais
»fort souvent dans le cas de me sentir faible, sans
»avoir le désir ou le pouvoir de réparer mes forces en
»prenant de la nourriture. . . . .
» . . . .

»Là m'attendait de nouveaux désagrémens et des
»désapointemens imprévus provenant d'une invention
»que j'avais faite et confiée à un père de famille qui
»demeurait chez moi dans l'interval qui a suivi la
»mort de feue ma mère jusqu'à l'époque de la vente
»forcée par devant la justice de notre dernier im—
»meuble. . . . .
» . . . .

»J'entrai dans les ateliers de MM. T. en qualité de
»tourneur sur métaux. . . . .
» . . . . mais j'eus bientôt occasion de me
»convaincre de leurs mauvaises dispositions à mon
»égard, par les niches qu'ils cherchaient à me faire,
»par le manque de travail dans lequel le contre—maître
»me laissait pendant des heures entières, là j'eus occa—
»sion de voir par moi—même que les constructeurs
»jeunes et vieux professent les mêmes principes envers
»les inventeurs; on veut des inventions quand elles
»coutent rien, ceux qui se mêlent d'en faire devrait
»être constitué autrement que les hommes ne le sont
»d'ordinaire, car ils devraient pouvoir vivre d'eau
»claire et de pain sec. . . . .
» . . . .

»je pouvais donc voir clairement que depuis que l'on
»avait pu appréhender que j'étais l'auteur du plan des
»cardes, l'on désirait me voir m'éloigner afin de pou—
»voir exploiter sans contrainte. . . . .

»Le travail manuel du tour m'était d'ailleurs favo-
»rable, l'ennui se dissipait, l'appétit revenait et avec
»lui mes forces renaissaient, je redevenais gaie, et ma
»santé était sur le point de se rétablir entièrement.
»Quand je ne sais plus à quel propos un ouvrier se
»crut en droit de m'empêcher dans mon travail, je
»m'en plaignis au contre-maître inutilement, alors je
»me pris d'une violente querelle avec lui et nous nous
»sommes battus dans l'attelier, par suite de la dispute
»que je venais d'avoir avec un ouvrier et des déboires
»que le contre-maître me donnait en me laissant
»manquer de travail, m'inspira le desir de quitter
»mon pays natal pour me rendre dans un autre où
»je serais entièrement inconnu.
». . . . .

»Je m'embarquai pour Bône en Afrique où nous
»arrivâmes après avoir eu une mauvaise traversée.
»J'ai été très-bien reçu par les personnes auxquelles
»j'avais été recommandées. Le commerce de Bône est
»bornée aux détails des marchandises qui se con-
»somment sur les lieux mêmes, il n'a pas de commu-
»nication avec l'intérieur du pays. Quant aux établis-
»semens que je présumais que l'on y formait, il n'y
»a qu'un ou deux petits moulins à blé mûes par des
»chevaux ou des mulets; il n'y avait encore que le
»général en chef qui ait commencé à entreprendre une
»exploitation agricôle, qui se bornait aux productions
»potagères et céréales qui se consomment à Bône même.
»Mes espérances furent complétement déçues et pen-
»dant les quelques mois que je passai dans le pays, j'ai
»travaillé comme garçon menuisier, me laissant em-
»ployer à tous les genres de travaux qui se présen-
»taient ; dès mon arrivée dans la colonie, le colonel

»R....... me prévint que le pays n'était pas encore
»parvenu au point où je le croyais être arrivé, que
»d'ailleurs on avait eu tort de m'envoyer sans prendre
»des informations au préalable; que si je voulais m'en-
»gager dans son régiment, il me recevrait avec plaisir
»et aurait égard aux recommandations de sa sœur.
»N'ayant pas de goût pour l'état militaire, étant inapte
»à être reçu, vu que l'un de mes mollets s'enfle régu-
»lièrement tous les jours, que je suis sujet à cette
»indisposition depuis l'âge de 11 ans à peu près, je
»refusai ses offres en lui expliquant mes raisons.

   »En travaillant comme garçon menuisier, j'ai en-
»core eu occasion de faire la même remarque que j'ai
»faite lorsque je travaillais chez M. T..... c'est que
»lorsqu'un homme ayant reçu une certaine éducation
»éprouve des malheurs, il est mieux traité par le
»publique, s'il fait le fripon en faisant faillite que s'il
»reste honnête homme en payant ses dettes, se dé-
»pouillant pour ainsi dire jusqu'à la dernière chemise
»comme a fait mon père. Qu'un jeune homme tom-
»bant ainsi dans le malheur, sa meilleure ressource
»est d'embrasser la carrière des armes, ses malheurs
»trouveront des sympathies parmi les chefs, sympathie
»qu'il ne peut espérer trouver en descendant en deve-
»nant garçon de métier ou d'état; il est vrai qu'à mes
»yeux il est encore préférable de travailler que de se
»livrer à un désespoir inutile, au moins pardonnable
»de tous les crimes au suicide.

» . . . .

» . . . .

» . . . .

»de retour dans le pays je fus obligé de rester quel-
»ques semaines chez mon beaufrère. J'obtins enfin

»du travail dans les atteliers de Messieurs Kœcklin
»et comp. à Mulhouse. . . . .
». . . . . Ce ne fut que pour quelques semaines
»pendant l'absence des R...... qui étaient en voyage.
». . . . . , . Aussitôt les faillis de retour,
»les procédés des ouvriers changèrent à mon égard ;
»on commença à me chercher noises, puis sur un
»mauvais prétexte, on m'ordonna d'aller prendre
»mon congé ; . . . .
». . . . .
». . . . .
»M. M. eut la bonté de me donner une lettre de re-
»commandation pour la maison de construction de
»MM....... où je trouvai du travail et fus admis et
»fus admis comme ajusteur, où j'ai travaillé paisible-
»ment pendant plusieurs mois, ne me mêlant de rien,
»vivant au jour le jour en vrai sans-souci, mangeant
»régulièrement le produit de mon travail, ne m'in-
»quiétant en aucune manière de l'avenir. Un jour je
»travaillais comme de coutume à mon étau j'eus une
»forte vision, une espèce de rêve les yeux ouvert, il me
»semblait me voir reporter à une autre époque de ma
»vie, je pouvais avoir 13 ans à peu près j'étais assis
»dans ma chambre à coucher, j'essayais de faire un
»croquis d'une roue à aubes ou gaudets d'une nou-
»velle forme, devant faciliter la vendange des dits
»augets lorsqu'ils étaient parvenus au point où le
»vuide doit s'opérer avec le plus de facilité possible
»afin de ne point faire perdre de forces par des con-
»trechocs inutiles.

»Quelques semaines plus tard je ne fus pas peu
»surpris de voir réunir les trois chûtes d'eau de l'éta-
»blissement en une seule où l'on monte une roue

»hydraulique dont les gaudets étaient faits à peu près
»de la même forme que ceux que j'avais tracé sur le
»papier à l'âge de 13 ans; que penser d'un pareil
»événement; ce n'est pas là la seule fois que j'ai été
»sujet à revoir en rêve des actions commises il y a
»plusieurs années, des travaux exécutés depuis près
»de vingt ans, que dois-je penser de pareils incidens?
»avant mon départ pour l'Afrique j'ai déchiré et brûlé
»plusieurs plans, en Afrique à Bône, j'en ai brûlé
»d'autres ainsi que quelques écrits, toutes choses que
»je n'aurais pas aimé voir tomber entre les mains d'un
»chacun.

»Après avoir travaillé un an passé chez MM.......
»je recevais la même paie, quant j'ai été forcé de quit-
»ter, que lorsque je suis entré chez ces messieurs, je
»pense que la vue du jeune homme n'était pas exclu-
»sive pour moi seul et que ces messieurs devaient avoir
»quelques aprehensions d'où les gaudets de nouvelles
»formes pouvaient provenir; ce qui me semble une
»preuve convainquante que quelque bien qu'un in-
»venteur puisse faire, il ne peut compter sur une
»marque de reconnaissance même indirecte de la part
»de ceux qui profitent le plus de ses inventions — ses
»productions ne portent que des fruits amères et em-
»poisonnés pour lui-même, du moins voilà ce qui m'est
»advenu jusqu'à ce jour. N'es-ce pas là la plus triste
»des positions dans laquelle je puisse me trouver,
»avoir contribué à l'augmentation de fortune et de
»bien être d'autrui, sans en avoir ressenti aucun béné-
»fice personnelle. Je ne puis m'empêcher de parler
»d'un événement qui m'est survenu pendant que j'étais
»en pension chez un nommé W...... à Bitschwiler,
»c'était un dimanche soir lendemain du jour de

»paie, nous étions à souper, il y avait trois pension-
»naires je faisais le quatrième. Le nommé Louis com-
»mence par me provoquer en tenant de mauvais pro-
»pos, en voulant me forcer à lui rendre compte des
»affaires de mon père, où il était, en quoi consis-
»taient ses moyens d'existences, ce qu'il faisait pour
»vivre etc. Cie, questions auxquelles j'ai fait réponse
»que cela ne le regardait pas, que dans aucun cas lui
»Louis ne lui fournirait les moyens de subvenir à ses
»dépenses. Qu'il devait se taire et ne point s'insinuer
»dans les affaires d'autrui, le voilà qui se lève et me
»frappe sur la joue, je me lève aussitôt je saisi mon
»couteau de table, son frère était assis entre nous deux,
»tous trois nous étant levés spontanément, les deux
»frères se jettèrent sur moi, me renversèrent en me
»frappant de coups de poings et pieds. Je me défendais
»comme je pouvais avec mon couteau dont la lame
»trop faible pour pouvoir percer le drap de leurs
»habits se ploya dans ma main, celui qui avait com-
»mencé à frapper fut néanmoins légèrement blessé à
»la tête.

»Je m'échappai alors en criant au secours à l'assas-
»sin. Le garde champêtre faisant fonction de sergent
»de police vint dans l'auberge voisine où je m'étais
»réfugié, il fit quelques questions, était très grossier;
»je lui comptai l'affaire comme elle s'était passée, mais
»il ne dressa pas de procès verbal, de sorte que les
»choses en restèrent là. J'en fus quitte, moi qui étais
»innocent pour avoir une paire de pantalon déchiré
»et la perte de mon chapeau.

»Le lendemain il fallut chancher de pension, j'en
»trouvai une autre chez des français, c'était le frère
»et la sœur, pendant que j'étais en pension chez eux

»je reçus la nouvelle de la mort de la plus jeune de
»mes sœurs décédée à Metz le 17 février dernier, et
»moins de neuf semaines plus tard je fus verbale-
»ment informé de la mort de l'ainée de mes sœurs
»décédée dans le courant du mois d'avril 1837.

»Ce furent deux pertes sensibles pour moi, elles
»firent une certaine impression sur mon esprit, de
»laquelle je me ressens encore, de telle sorte qu'il me
»semble, que plus j'avance, plus le monde s'éloigne de
»moi pour me laisser entièrement isolé; ce qui ne
»serait pas déjà une si grande peine pour un caractère
»comme le mien, si j'avais reçu les récompenses que
»je crois avoir mérités, par les services que j'ai rendu
»à mes semblables et que je puisse aller au secours de
»mon père et de mes sœurs.

»Les deux personnes chez lesquels j'étais en pension
»trouvant de convenance reciproque de se séparer....
»je fus encore une fois obligé de me pourvoir d'une
»autre pension. . . . . . . , ... (C'était la quatrième
»fois que je me trouvais dans ce cas depuis environ
»un an que j'étais à Bitschwiler). Je parcourus peut-
»être plus de dix fois le village pour en trouver une
»et ne pas payer plus cher que ne le faisait mes com-
»pagnons de travail, je ne pus réussir que dans une
»seule maison et c'était moyennant de payer la même
»nourriture que recevait d'autres à un prix plus élevé;
»encore ne voulût-on pas me recevoir pour coucher,
»ce n'était que pour le déjeuner et le diner que l'on
»consentait à me faire la faveur de me recevoir.

»Les quarante sols que l'on me donnait par jour ne
»me permettait pas d'accepter un traitement excep-
»tionnel de payer plus cher que les ouvriers qui rece-
»vaient cinquante sols et trois francs par jour, je fus

»donc bon gré malgré moi mis dans la nécessité de
»prendre mon congé.

»Mal traité par les ouvriers, les habitans me fermant
»leur porte au nez, l'autorité quoiqu'informée de ce
»qui s'était passée ne faisant point de démarche sem-
»blait me regarder comme mis hors la loi. Oh! c'est
»ici que j'ai senti tout le poids accablant de l'isole-
»ment individuel; me voir traiter ainsi dans mon pays
»natal sur les lieux même où deux ans auparavant.

»Je n'aurais jamais crû que pour avoir des inven-
»tions un homme puisse se trouver dans une position
»aussi critique que celle dans laquelle je me vois, non
»pas depuis quatre ans, mais depuis plus de douze
»ans; comment croire que la société puisse être aussi
»partial et traiter avec défaveur ceux qu'elle devrait
»encourager, car à bien examiner les choses, c'est à
»l'introduction des mécaniques qu'une grande partie
»de la société doit le bien être dont elle jouit.

»J'étais encore bien jeune, je n'avais que douze ans
»lorsque je fis les premières observations sur un
»perfectionnement à introduire dans les machines à
»éplucher le coton, mon père n'y fit pas grande atten-
»tion, mais des personnes étrangères à notre famille
»s'emparèrent de mon idée, l'afublèrent à leur ma-
»nière et c'est de l'époque cidessus mentionnée que
»date l'introduction des batteurs ou frappeurs éplu-
»cheurs, plutard ils furent perfectionnés et l'on
»commença à construire les batteurs étaleurs qui
»produisent en même temps des nappes en forme de
»rouleaux.

»Dans ce tems là autant que j'ai pu ou cru remar-
»quer, mon père semblait avoir adopté une espèce de
»rôle de dévoûment pour atteindre plus sûrement le

»but qu'il se proposait, la perfection et le bon marché
»dans les produits des filatures de coton; je me disais
»cet état de dévouement ne peut toujours durer, il
»doit avoir son terme ou sa borne naturelle. Mais en
»me voyant en proie aux traitemens que je viens
»d'éprouver durant les quatre dernières années, j'ai
»eu lieu de me faire la conviction qu'il y a bien des
»personnes qui pensent que les choses doivent conti-
»nuer à marcher sur l'ancien pied, je ne suis point
»de leur avis; car quel que soit le projet ou entreprise
»d'un homme l'on doit toujours penser qu'il a pour
»fin de mériter une récompense proportionnée aux
»services qu'il a su rendre. Voilà le but ou tendance
»vers lequel tout être raisonnable se sent naturelle-
»ment entrainé. Si je me sentais les talens proportion-
»nés au sujet, je m'efforcerais de vous faire un petit
»tableau de ce que j'entends par le mot gloire d'un
»peuple, comment il peut y parvenir par les moyens
»industriels sans troubler la paix générale. Je n'ai
»pas la présomption d'imposer des principes, de pres-
»crire des règles de conduite; si j'ai fait quelque chose
»de semblable je m'y suis vû entrainé accidentellement
»et malgré moi.

»Les recherches que j'ai faites sur la divisibilité du
»lin, sont celles qui m'ont causé les regrets les plus
»sensibles, qui m'ont le plus exposés aux clameurs et
»aux mauvais traitemens de gens ignorans auxquels
»je me suis vû forcé d'oposer violence contre violence,
»afin de me procurer un peu de tranquillité et de
»repos.

»Invention, ou principe fondamental sans la réali-
»sation de laquelle la filature du lin par moyens mé-
»canique est matériellement impossible. Pour atteindre

»le but que je m'étais proposé, il fallait avoir quel-
»ques connaissances en chymie, comme il n'y avait
»pas de professeur de cette science à Thann, je fus
»réduis à mes propres moyens au peu de connais-
»sances que j'avais acquises par la lecture du livre de
»l'art. Je devais m'attendre à éprouver plus *d'un acci-*
»dent, aussi je pense que l'on ne sera pas surpris d'ap-
»prendre que pour atteindre les fins que je m'étais proposé
»j'ai exposé ma vie, que peut être je fus innocemment
»cause de la mort prématuré de feu ma mère, les prières
»instantes que je lui fesais de se tenir éloigné de ma per-
»sonne et du lieu où je faisais mes expériences, seront je
»l'ose espérer une preuve suffisante de mon inconnu, et
»que je fus plus malheureux que coupable.

»Voilà, mon cher oncle, un aperçu de ce qui m'est
»advenu depuis l'époque où mon père prit la résolution
»de me faire une teinture des métiers qui dépendent direc-
»tement de l'état du fabriquant ou mécanicien industriel.

»Vous pourrez sans vous donner grand peine vous
»faire une idée de l'état pitoyable dans lequel je me trouve,
»si mes moyens financiers me le permettaient je vous ferais
»les dessins et les descriptions de ce que je nomme mes
»inventions en indiquant en même temps en quoi elles
»diffèrent de celles que l'on emploie ou que l'on em-
»ployaient précédemment, qu'elles sont les avantages ou
»bénéfices qui en résultent pour la société.

Si nous rapprochons ces détails des renseignements
que nous avons recueillis à d'autres sources, nous
voyons dans le caractère de ce jeune homme, la disposition de ses sentiments affectifs, et le développement
de son intelligence, les premières conditions qui le
prédisposaient à la lypémanie. Ses premiers chagrins
par suite de la mort de sa mère et des pertes survenues

après, la nécessité de travailler dans une position inférieure pour un salaire au-dessous des services qu'il
croyait rendre, aigrirent son caractère soupçonneux,
irritable, et contribuèrent, avec les privations qu'il
devait s'imposer, à amener un dérangement notable
dans sa santé. C'est alors que ne voyant aucune amélioration dans sa position et se sentant affaiblir, il
se préoccupa de l'idée qu'on l'avait empoisonné. Il
attribua cette tentative d'abord à l'inadvertence, puis
ensuite aux mauvaises'intentions de son médecin, auquel il voua une haine que rien ne put détruire. Mais
l'idée principale que nous voyons dominer dans tout
le cours de son récit et être le point de départ de cette
inquiétude qui le tourmentait toujours, c'est le vif
chagrin de rester dans une position inférieure et
très-précaire, après avoir fait gagner des sommes considérables à ceux qui l'employaient. Dans cette disposition d'esprit, les paroles les plus insignifiantes
blessaient son amour-propre, ce qui joint à l'absence
de tout encouragement lui rendait bientôt insupportable le séjour des établissements auxquels il était attaché.

Sans vouloir examiner ici jusqu'à quel point les
inventions dont il parle sur les roues hydrauliques,
le métier Mülljenny et autres, avaient l'importance
qu'il y attachait, nous devons faire observer toutefois
que les assertions de notre malade reposent sur un
fonds de vérité en ce qui touche la rémunération
des services dans l'industrie. Quoiqu'il y ait sans
doute de très-honorables exceptions, l'exploitation de
l'homme par l'homme n'y est que trop fréquente,
et c'est surtout de la partie active des fabriques que
l'on peut dire *sic vos non vobis*. Cet état de souffrance

de la classe ouvrière devait impressionner d'autant plus vivement notre lypémaniaque, qu'il se voyait placé sous le commun niveau, au service de personnes qui achetaient à si bas prix les bénéfices considérables qu'ils réalisaient avec le travail d'autrui. Il n'est pas étonnant qu'avec ses idées, son caractère, il changeât souvent de maison, car il finissait toujours par avoir des préventions souvent injustes, et par se rendre insupportable par son irritabilité et sa violence. L'isolement où il se trouva par suite de ses nombreuses querelles ne fit qu'accroître sa misanthropie, et peu de temps après avoir écrit la lettre dont nous avons cité des extraits, il fut amené à Stéphansfeld.

Quoiqu'il reconnaisse le lieu où on l'a conduit, il est d'abord assez calme ; peu communicatif, il paraît répondre aux attentions qu'on a pour lui. Cependant on ne tarde pas à reconnaître que dans l'espoir de recouvrer bientôt la liberté, il dissimule, et l'on peut d'autant mieux s'en convaincre par les menaces qu'on l'entend proférer à la dérobée contre certaines personnes. On veut lui procurer des occupations de son choix, lui faire dessiner des machines ; sans refuser d'une manière positive, il élude les propositions qu'on lui fait. On s'aperçoit d'abord qu'il évite de rencontrer quelques-uns des employés. Peu à peu ses antipathies se multiplient ; il manifeste une agitation et une inquiétude vague ; le matin surtout il parle seul et fait des gestes menaçants. Aux mots entrecoupés que l'on peut saisir, on reconnaît qu'il croit à des machinations physiques préparées contre lui. Il y a de l'insomnie, de l'inappétence, de la constipation ; il prend cependant les boissons qu'on lui prescrit et sait se contenir quand il remarque qu'on l'observe. Au bout d'un mois, cet effort paraît être au-dessus de ses forces ; le sommeil est plus agité, sa face se colore quelquefois, et nous remarquons un tremblement dans tous ses membres ; il ne cache plus sa haine contre les médecins qui, dit-il, *ont amené le malheur de sa famille et ont depuis longtemps envoyé des émissaires à sa poursuite pour s'emparer de lui et le faire passer pour fou*. Il voit sous un aspect sinistre tout ce que l'on fait pour lui, il suspecte les démarches les plus simples. Un jour enfin sa colère éclate avec violence : armé d'une énorme pierre, il menace les employés réclamant avec énergie sa liberté pour sortir d'un lieu où *il a été l'objet d'une continuelle persécution*. Les raisonnements ne parvenant pas à le calmer, on le fait passer dans un autre quartier ; là il garde le silence pendant quelques jours, puis, finissant par le rompre, il réclame la présence du procureur du roi pour déposer sa plainte (et un jour que ce magistrat visitait l'asile, il l'invectiva).

»*Peut-on prétendre que je suis fou*, me dit-il un jour, »*parce que je ne vois pas et ne pense pas comme vous.* »*D'ailleurs les tourments que j'ai soufferts étaient propres* »*à me rendre fou depuis que je suis ici. J'ai passé des* »*nuits affreuses, on soulevait mon lit, on le remplissait* »*de matières insalubres. Que signifient ces chaînes et ces* »*pots que l'on remue maintenant au-dessus de ma tête.* »*Le ferment de la haîne est jeté maintenant et votre jour* »*est marqué. Votre conscience en répondra tôt ou tard.* »*Faites-moi sortir, ou sinon je me laisserai mourir de* »*faim, et si la faim n'en finit pas assez vite, je m'étran-* »*glerai.*» Dans ces moments d'excitation, ses traits sont contractés, et sa colère est telle que sa parole est saccadée. Il n'a jamais tenté de mettre à exécution ses menaces de suicide.

Quant aux symptômes physiques, nous remarquons de l'amaigrissement, l'œdème de la face, des vomissements, la constipation alternant avec la diarrhée, un mouvement fébrile vers le soir ; toux accompagnée d'expulsion de crachats sanguinolents, disposition au scorbut. Cet aliéné n'a jamais souffert que nous l'examinions avec attention, et s'est presque toujours refusé à nous donner des détails sur ses souffrances. En 1839, deux ans après son entrée, l'état mental était le même ; le calme apparent que montrait le malade dépendait plutôt de son état de faiblesse, car il nous était facile de nous convaincre qu'il était toujours le jouet des mêmes erreurs.

CHAPITRE V.

Manie.

54. La manie, véritable protée qui se montre sous mille formes diverses, est la variété du délire qui s'est présenté le plus souvent à notre observation. Les phénomènes qui dominent chez ces aliénés sont les anomalies de la sensibilité, le désordre des idées, ainsi que les nombreuses illusions et hallucinations dont ils sont les jouets. La liberté morale est nulle, un mouvement instinctif les dirige. Tout décèle chez ces malades une perturbation générale, l'apathie succède à la surexcitation active ou passive, le tableau des symptômes est des plus mobiles, et nous offre alternativement, souvent au même instant, quelques traits de la monomanie, de la lypémanie ou de la démence, combinés avec les caractères généraux du type commun.

Essayons maintenant de tracer l'histoire résumée des faits que nous avons observés.

55. Le type du maniaque n'est pas rare dans le monde. Combien ne rencontrons-nous pas d'individus d'un caractère sans consistance, d'une volonté mobile. On ne peut les saisir et les fixer, leur attention d'un moment est distraite par une minutie; leur opinion d'aujourd'hui n'est pas celle d'hier et ne ressemble pas à celle qu'ils énonceront demain. Ils ne sont bien que là où ils ne sont pas; vous croyez peut-être que l'intérêt les dirige; non, ce motif n'est pas même assez puissant pour leur donner un peu de persévérance. Ardents au début, ils se lassent très-vite; ils sont toujours en mouvement et arrivent trop tôt ou trop tard; ils ont mille affaires et n'en font aucune. Ils sont facilement impressionnables, mais ils ne peuvent réfléchir sur une impression qui les effleure à peine. L'irrésolu, l'inconstant, le distrait, le capricieux, le colère, le quérelleur, nous donnent une idée assez exacte du maniaque avec lequel ils présentent de nombreuses analogies. La méthode, l'ordre, la régularité leur sont antipathiques. Un jugement faux, des perceptions erronées, voilà ce qui les dirige ou plutôt ce qui les empêche de se diriger. Ils passent rapidement de l'enthousiasme à l'indifférence. Ils ne savent jamais aimer, mais ils peuvent quelquefois haïr. Malheur à ceux qui en dépendent ou qui se sont condamnés à leur plaire. Il faut les dominer ou renoncer à vivre avec eux. Ces tempéraments moraux ne sont que fort rarement isolés; leurs diverses combinaisons fort nombreuses sont pires que les caractères primitifs. Quelques dispositions natives, héréditaires, développées par l'habitude ou une éducation mal dirigée, telle est la base

ordinaire de ces sortes de tempéraments. Des circonstances peuvent les faire naître chez ceux qui y étaient le moins disposés. De mauvais penchants succèdent aux sentiments les plus généreux; les accès de colère deviennent fréquents chez celui qui s'était fait remarquer par sa douceur et sa patience; l'homme courageux et énergique devient faible et irrésolu; et dans bien des cas un sentiment de justice devrait nous porter à plaindre plutôt qu'à blâmer certains hommes chez lesquels on observe ces retours subits. En indiquant quelques-uns des traits qui distinguent bien des hommes, nous avons fait connaître en partie les principales conditions psychiques dont dépend le développement de la manie. Ces conditions, quelquefois primitives, sont très-souvent aussi le résultat de causes accidentelles, dont l'action plus ou moins continue modifie le caractère, l'humeur, les habitudes, et rend en quelque sorte méconnaissable celui qui y est soumis. Une irritabilité excessive, une susceptibilité nerveuse qui se manifestent souvent à la suite de fréquents écarts de régime, de certaines maladies, de chagrins, d'injustices souffertes; certaines affections comme les fièvres intermittentes, la céphalalgie, diverses nevropathies, les désordres de la menstruation sont les principales conditions somatiques que nous avons observées.

Les chagrins, l'amour, la frayeur, l'amour-propre blessé, une vie déréglée, l'ivresse, la fièvre, etc., ont été les causes les plus fréquentes dont l'influence directe a produit la manie ou l'une de ses prédispositions.

Si nous nous rappelons ce qui a été dit plus haut sur la monomanie et la lypémanie, nous n'avons pas de peine à nous convaincre combien la manie en diffère non-seulement sous le rapport des phénomènes psychiques, mais encore sous celui de l'état de la sensibilité qui offre à notre observation tous les signes d'un désordre complet, plutôt que ceux d'une surexcitation.

Quelques exemples pris au hasard nous permettront de mieux apprécier la pathogénie de cette forme de l'aliénation mentale.

56. Madame H..... a toujours montré dès sa jeunesse beaucoup d'originalité dans ses goûts, dans sa mise et dans toutes ses actions. Sans but déterminé, elle défaisait un jour ce qu'elle avait fait la veille. Très-irritable, elle avait en outre une imagination très-exaltée. D'un tempérament nerveux fortement prononcé, elle sentait vivement les impressions, mais celles-ci étaient fugitives. Ordinairement bonne et affectueuse, elle se montrait par boutades querelleuse et impatiente de toute gêne. Elle se maria de bonne heure et fut loin d'être heureuse. La vue du bonheur de quelques-unes de ses amies excita son envie et rendit sa peine plus amère. Inoccupée, sans enfants, elle sentit plus vivement ses chagrins qui, pour changer d'objet, s'appliquaient à tout. Un défaut de jugement fit le reste, et elle devint maniaque. Il y avait chez cette dame une prédisposition héréditaire que les circonstances avaient développée.

Mademoiselle J..... a eu pour mère une femme nerveuse, délicate, d'une imagination très-exaltée, qui est morte aliénée. Cette jeune personne douée d'une forte constitution, a toujours joui d'une bonne santé, quoique très-pléthorique. La menstruation s'est établie à 16 ans : après avoir reçu une éducation convenable dans un bon pensionnat, elle demeura quelques temps à la campagne ; puis se trouva plus tard en raison de la nature de son commerce en rapport avec beaucoup d'hommes. Elle sembla en distinguer un plus particulièrement. Elle devint alors rêveuse, taciturne, ce qui faisait contraste avec son caractère primitif, franc et ouvert. Ses digestions se dérangèrent, la constipation fut souvent opiniâtre. Les menstrues devinrent irrégulières, peu abondantes et finirent par se supprimer. Des penchants érotiques, suites d'une inclination contrariée, vinrent l'assaillir, et pour s'y soustraire, elle suivit les prédications des piétistes. Pendant des nuits sans sommeil, elle chercha souvent à expliquer des passages obscurs de la bible. Elle avait toujours vaqué jusques-là aux soins de son ménage. Elle finit enfin par en être incapable, par suite de l'agitation dans laquelle elle se trouvait. La manie fut enfin le résultat de cette lutte, et se manifesta par une grande agitation, un désordre complet des idées, avec prédominance de penchants érotiques.

A....., d'un tempérament sanguin nerveux, d'une taille élevée et d'une constitution athlétique, a reçu fort peu d'instruction, et son intelligence n'a jamais été en rapport avec les belles proportions de sa tête. Aussi l'a-t-on livré dès sa jeunesse aux rudes travaux de la campagne. D'un caractère irascible et volontaire, il s'abandonna de bonne heure à toute l'impétuosité de ses passions, et fit fréquemment abus des boissons fermentées. Les conseils de ses parents ne purent l'engager à renoncer à cette habitude ; mais au bout de quelques temps, il s'opéra sans cause connue un changement brusque dans son genre de vie. Cette irrégularité de conduite fit place à des scrupules religieux qu'exagérèrent encore des conseils peu éclairés. Il se macéra, se soumit au jeûne le plus rigoureux et se coucha sur la dure. Se croyant damné, il mettait beaucoup d'exagération dans l'accomplissement de ses devoirs religieux ; mais cet état ne dura pas. Son humeur reprit sa première allure, et, à la suite de nouveaux excès, on vit éclater une manie qui était surtout caractérisée par des accès d'une fureur aveugle et un irrésistible besoin de détruire.

M...., âgée de 28 ans, n'a pas connu ses parents, et son éducation a été très-négligée. Elle fit à 16 ans la connaissance d'un jeune homme qui la rendit mère et l'abandonna peu de temps après. Dominée par un penchant très-prononcée vers les plaisirs de l'amour, elle forma plus tard une nouvelle liaison qui, pour s'être prolongée plus longtemps, ne fut cependant pas plus heureuse que la première. Elle finit enfin par se prostituer, et si un reste de pudeur l'empêchait encore d'afficher sa honte, elle n'avait pas assez de force pour résister à l'entraînement de ses passions, et quitter cette vie d'oisiveté et de débauche qui était devenue un besoin pour elle. Plusieurs personnes qui prenaient à son sort un vif intérêt, voulurent lui faire rompre ses habitudes et la ramener à une vie régulière ; mais entraînées par un zèle imprudent, elles excitèrent dans son esprit des scrupules et des craintes, tandis qu'elles n'auraient dû chercher à agir que par une persuasion douce et consolante. La crainte de châtiments éternels fut dès-lors en lutte avec les regrets de la vie passée, regrets devenus plus vifs par les obstacles qu'on lui opposait et les sollicitations de ses anciennes amies. De-là hystérie et perte de la raison : elle est devenue maniaque.

Un jeune militaire contracte une fièvre intermittente en montant sa garde pendant une nuit d'automne froide et humide, et éprouve au même moment une vive frayeur. La manie éclate plusieurs jours après son entrée à l'hôpital militaire.

Pendant la période menstruelle et dans le cours de certaines maladies, on a constaté depuis longtemps que les individus soumis à cette influence présentent dans leurs dispositions morales des changements notables qui dégénèrent quelquefois en manie par suite d'une cause physique ou morale. Une jeune fille manifeste tous les symptômes de la manie à la suite d'une tentative de viol faite pendant ses règles. Une vive contrariété, une émotion subite éprouvées pendant cette époque, ont amené le même résultat chez quelques-unes de nos malades. Nous avons eu occasion de voir le même phénomène à la suite de la disparution subite d'exanthèmes. Dans un cas, la guérison trop prompte d'un ulcère de la jambe avait été suivi immédiatement de l'apparition des symptômes de la manie. Nous ne devons pas omettre de dire que cet individu faisait souvent un usage immodéré des boissons fermentées. La douleur excessive est capable de faire perdre la raison. La manie survient quelquefois à la suite de certaines névroses ; j'ai vu, chez une femme d'un tempérament nerveux très-prononcé, la manie liée à une milliaire chronique et à une névropathie qui avait son siège dans tous les organes. Chez une autre, la manie est la suite d'une endocardite causée par une métastase rhumatismale.

L'invasion de la manie est quelquefois subite chez les individus d'un caractère très-irritable, et suit de fort près l'action de la cause. Un homme est devenu subitement maniaque à la suite d'une rixe pendant l'ivresse; un violent accès de colère a fait éclater la manie chez un autre. Cette maladie s'est déclarée presque instantanément chez un militaire dont l'amour-propre avait été vivement blessé par quelques reproches peu mérités.

Nos tableaux statistiques nous font voir que dans la manie l'abus des boissons et les chagrins sont les causes prédominantes. Dans tous les cas où nous les avons rencontrées, elles ont agi en portant dans toutes les fonctions une perturbation générale; et ce qu'il y a de plus remarquable, c'est que ces deux ordres de causes ont ordinairement combiné leur action pour amener d'abord une prédisposition et ensuite la maladie elle-même.

57. Nous avons remarqué dans la monomanie et la lypémanie des erreurs de perception et de jugement assez limitées, et l'attention des malades fixée sur une série déterminée d'idées présentant entre elles au moins une apparence de corrélation. Chez le maniaque, au contraire, l'incohérence des idées est complète, les impressions sont vives, mais fugaces, l'attention est nulle ou très-difficile à fixer, les illusions et les hallucinations sont très-nombreuses et très-mobiles, la sensibilité présente les anomalies les plus variées qui nous rendent compte de la plupart des phénomènes. Les idées se suivent avec une telle rapidité et sont tellement décousues que le malade ne peut s'arrêter à aucune, et il parle avec une volubilité surprenante. L'usage du français et de l'allemand est entremêlé; j'en ai vu qui ne parlaient français que dans leur délire. Il en est même qui se créent un langage particulier. Les gestes des maniaques sont bizarres, désor-

donnés. Le développement de leurs forces musculaires est très-marqué. Les uns mangent avec voracité, d'autres gaspillent leurs aliments : sujets à de fréquentes congestions cérébrales, ils éprouvent souvent des dérangements notables des fonctions digestives. Ils dorment peu, et l'on remarque très-souvent que l'agitation est plus vive pendant la nuit que pendant le jour. La manie, accompagnée de fureur, a été assez rare parmi nos malades dont l'excitation n'a jamais été portée au degré que j'ai remarqué dans quelques asiles de l'intérieur de la France.

58. Quelque général que soit le désordre des idées, nous pouvons néanmoins distinguer dans la manie quelques espèces, comme nous l'avons fait pour les deux premières formes de la folie. Ces espèces, dans lesquelles nous remarquons la prédominance de certaines idées, mais vagues, fugitives et mal coordonnées, empruntent quelques-uns de leurs caractères à la monomanie ou à la lypémanie ; mais nous devons observer aussi que ces idées dominantes changent souvent suivant la période de l'affection principale, et en modifient ainsi les principaux phénomènes. Ainsi, nous voyons quelquefois des idées ambitieuses dans la période d'excitation, et des terreurs de damnation survenir dans la période de prostration, et *vice versâ*. La prédominance des penchants érotiques est assez fréquente, surtout chez les femmes. Le genre de vie habituel du malade, ses relations sociales, les circonstances avec lesquelles a coïncidé l'invasion du délire, les illusions et les hallucinations sont autant de causes qui modifient la nature des idées dominantes du maniaque et leurs diverses combinaisons. Beaucoup de ces malades ne présentent aucune idée prédominante.

59. Le délire est quelquefois calme, peu apparent dans les paroles qui ont de la suite, quand on fixe l'attention du malade ; il se révèle surtout par la bizarrerie des manières, de la mise. Quelques-uns écrivent assez bien, tandis que leur conduite démontre un désordre complet des facultés intellectuelles. D'autres, au contraire, montrent dans leur conversation une apparence de raison, mais leurs écrits trahissent un trouble général des idées. Combien de fois n'ai-je pas entendu les maniaques répondre très-bien dans les interrogatoires qu'on leur faisait subir avant de procéder à leur interdiction ?

60. Dans d'autres circonstances la manie se manifeste par une sorte de perversion morale du malade, une irritabilité excessive, une mobilité extrême dans ses désirs, ses volontés. Ses déterminations sont le résultat d'une sorte de perturbation de l'innervation. Les individus chez lesquels on observe cette forme de la manie se font remarquer par leur ruse, leur insolence, leur loquacité, leur indiscipline et leur instinct de destruction. Ils sont raisonneurs, exigeants, querelleurs, et au milieu de leurs erreurs de perception, ils montrent souvent beaucoup d'à-propos dans leurs réparties. Ils sont en général très-enclins au vol, plutôt par malice que pour s'approprier les objets dérobés qu'ils cachent ou détruisent. Ils savent surtout très-bien dissimuler leur état devant les personnes auxquelles ils supposent l'intention de les observer.

61. Relativement à sa marche, la manie a de nombreuses analogies avec les autres formes de la folie que nous avons déjà examinées. Tantôt son invasion est subite, tantôt elle est précédée d'une période d'incubation d'une durée plus ou moins longue, et carac-

térisée par un malaise général, de l'insomnie, de la tristesse, un délire fugace, un changement d'habitudes et une certaine inégalité d'humeur. Puis la moindre cause produit une excitation très-vive, et la manie passe à sa seconde période, dont nous avons déjà signalé les principaux symptômes. Quant à la troisième période, ses caractères varient suivant la constitution du malade, l'intensité du délire, et quelquefois même suivant le traitement.

Si le délire n'a pas été très-violent et si le malade ne s'est pas trouvé sous l'influence de causes trop débilitantes, le calme se rétablit insensiblement, les sentiments affectifs se réveillent, les erreurs de perception et de jugement diminuent, la constitution s'améliore et la santé ne tarde pas à être complète.

Au contraire, dans le cas où l'agitation a été très-vive et très-prolongée, une prostration complète des forces, une sorte de stupeur succède à cette excitation, et c'est alors que l'on doit craindre de voir la manie passer à l'état chronique ou à la démence. Quelquefois cependant les forces se relèvent et la santé se rétablit, ou bien il se déclare un nouvel accès.

Il peut arriver aussi que la mort soit la suite immédiate de l'accès de manie qui amène un état de marasme. Le délire continuant avec intensité, l'excitation cérébrale est toujours au même degré, quoique les forces décroissent; les fonctions digestives s'exécutent mal, qu'il y ait ou non phlegmasie des organes, et le malade s'éteint insensiblement.

De même que dans un grand nombre de maladies, on observe dans la manie des rémissions marquées. Elle est quelquefois intermittente, et alors chaque accès a sa marche régulière. Aussi faut-il une grande attention pour ne pas confondre l'intervalle lucide avec la convalescence.

Les causes occasionnelles, les conditions psychiques et somatiques, ainsi que certaines complications modifient plus ou moins la marche dont nous venons de donner une idée générale, et ont sur le pronostic une très-grande influence.

Les premiers accès sont quelquefois très-courts. Un homme, à la suite d'abus de boissons et de chagrins domestiques, devient maniaque. On veut l'isoler aussitôt. Conduit à Stéphansfeld, il n'y est pas reçu, parce que toutes les formalités n'ont pas été remplies, et que rien dans son état n'indique l'urgence d'une admission immédiate. Rentré chez lui, cet individu n'offre plus aucun signe de folie. Deux mois plus tard, la manie éclate de nouveau et se termine promptement par la démence et la mort.

Intermittente ou rémittente dans les premiers moments, la manie devient continue avec le temps, et le passage à la démence est d'autant plus prompt que les accès sont plus rapprochés et accompagnés de plus d'agitation.

Les malades conservent d'autant moins la mémoire de ce qu'ils ont fait pendant leurs accès, que le délire a été plus intense et en quelque sorte instinctif. Si des illusions ou des hallucinations ont été la cause des déterminations du maniaque, il peut ordinairement en rendre compte même quand l'accès est passé ou que la santé est rétablie.

62. Lors même que la manie peut être considérée comme l'exagération d'un caractère primitif, il n'en est pas moins vrai qu'elle modifie et transforme très-souvent les habitudes de ceux qui en sont atteints.

Les femmes surtout, quelle que soit leur position dans le monde, leur éducation, leur conduite antérieure, se font souvent remarquer par un oubli plus ou moins complet de cette pudeur qui est leur plus bel ornement. Les gestes les plus lascifs, les propos les plus obscènes s'observent souvent chez celles qui, avant leur maladie, montraient les principes les plus sévères. Cet état ne dépend pas toujours d'une excitation érotique, primitive, et ne doit pas être confondu avec la monomanie érotique.

Quand l'excitation n'est pas portée au plus haut degré, le maniaque résiste rarement à une force supérieure à la sienne. La crainte et la méfiance le dominent. Celui chez lequel l'excitation va jusqu'à la fureur ne reconnaît aucune contrainte et lutte en aveugle contre tous les obstacles.

Le phénomène somatique qu'on observe le plus souvent chez les maniaques, est la céphalalgie accompagnée ou non d'une forte congestion cérébrale, d'un dérangement plus ou moins marqué des fonctions digestives, d'une irritation spinale, ainsi que de certaines affections des nerfs abdominaux. A la suite d'accès très-violents et très-prolongés, il y a amaigrissement, prostration des forces, constipation ou diarrhée. Il importe beaucoup pour le traitement de rechercher avec soin toutes les complications, et de se rendre un compte exact de l'état des organes. Nous avons observé souvent que le pouls n'était point en rapport avec la mobilité du malade et l'intensité du délire.

Les inconvénients que j'ai vu résulter, dans quelques établissements, des sorties prématurées, doivent porter à distinguer avec soin la convalescence de la guérison. Après qu'un accès très-violent de manie a duré quelques jours, on a recours à l'isolement dont le premier effet est de modifier la vive excitation de l'aliéné qui, au bout de peu de temps, ne tarde pas à devenir plus calme et à se montrer presque raisonnable, mais il ne faut pas s'en laisser imposer par les apparences. Pour un observatenr attentif, il reste encore une irritabilité latente qui produirait bientôt un nouvel accès, si le malade était de nouveau replacé sous l'influence des causes qui ont la première fois occasionné la folie. On doit surtout prolonger l'isolement quand on a l'expérience d'accès antérieurs.

Complétons maintenant le tableau rapide que nous venons de tracer des phénomènes de la manie par l'analyse succincte de quelques observations.

63. S....., âgé de 40 ans, d'une taille élevée, d'un tempérament sanguin, a toujours été doué d'une forte constitution. Son front est large et découvert, mais sa physionomie offre quelque chose de repoussant. Les personnes qui le connaissent n'ont jamais eu à se plaindre des relations qu'elles ont eues avec lui jusqu'à l'époque où il commença à faire plus que de coutumeabus des boissons alcooliques. Il montra alors de la susceptibilité et une irritabilité excessive ; il ne mit plus d'ordre dans ses affaires, et perdit même souvent la mémoire des opérations qu'il avait faites. Puis se croyant doué de facultés surnaturelles, il voulut se lancer dans des spéculations ruineuses. Les contrariétés qu'il éprouva à ce sujet firent tout à coup éclater le délire. Il courut alors à tort et à travers, montra beaucoup d'agitation, devint querelleur, et finit même par se porter à des actes de violence. On provoqua son isolement. Cet homme, dont le délire était général avec prédominance d'idées ambitieuses,

se faisait principalement remarquer par sa turbulence, sa loquacité continuelle et l'incohérence de ses discours. Il semait le désordre partout où il se trouvait, et était d'une malpropreté extrême. Il buvait son urine, mangeait de la terre, déchirait ses habits, et quand on lui faisait quelques reproches, il niait ou cherchait à se justifier par quelque motif plausible. Les idées les plus bizarres lui passaient par la tête, mais étaient aussitôt oubliées qu'émises. Il s'était formé un langage à lui qu'il employait surtout pour répondre aux questions qu'on lui adressait. Il se fâchait de ce qu'on ne le comprît pas quand il disait : *Je suis la donné, il faut la tiendrai, je la parteri, je me la sa picoloïo.* Ce verbiage était entremêlé à son langage qui était un mélange de français et d'allemand. Il donnait à toutes les personnes qu'il rencontrait les noms de frère, d'oncle. Pendant les sept mois de son séjour à l'hospice, son délire n'a pas diminué un seul instant, et ses forces ont rapidement baissé. Il a fini par succomber à une pneumonie.

64. Madame C....., d'un tempérament sanguin, a toujours joui d'une bonne santé. Un caractère dissimulé et opiniâtre auquel se joint un peu de mysticisme, l'absence de ces sentiments expansifs si naturels à une jeune fille, peu de jugement, beaucoup de bizarrerie dans ses manières et un amour-propre excessif, tels étaient avec un sentiment d'envie les traits principaux qu'elle avait toujours offerts à l'observation des personnes qui l'avaient le mieux connue. Son mariage, la naissance de ses enfants et les soins nouveaux auxquels elle dut se consacrer, n'apportèrent que fort peu de modifications à ses habitudes. Au contraire, elle se laissa emporter aux angoisses de la ja-

lousie la plus aveugle, qu'elle ne parvenait pas toujours à dissimuler au public ; souvent même elle semblait se venger de cette contrainte en traitant ses enfants avec une sévérité sans motifs. On crut changer ces dispositions en la ramenant dans sa ville natale, au milieu de quelques amies d'enfance. Quelques confidences indiscrètes vinrent donner un nouvel aliment à sa jalousie et aggraver sa position. Rien jusques-là cependant ne décelait un dérangement des facultés intellectuelles. Elle accusait de temps à autre une céphalalgie assez intense, coïncidant avec une congestion de sang vers la tête et un tremblement général. Tout à coup elle est assaillie de craintes vagues d'abord, se barricade dans sa chambre, prétendant qu'on veut la séduire ; quelques douleurs qu'elle ressent, la suspension du flux menstruel, lui font croire qu'elle est enceinte, et au milieu du chagrin qu'elle en témoigne le délire éclate, et elle est conduite à Stéphansfeld.

A son entrée, elle paraît en proie à toutes les angoisses de la crainte. Sa démarche est tremblante ; son regard est incertain. Elle fuit surtout la présence des hommes, et ne répond que par quelques paroles entrecoupées. Elle est inconstante dans ses désirs et dans ses volontés ; elle finit enfin par se renfermer dans le silence le plus absolu qu'on ne peut l'engager à rompre. Elle se promène pendant tout le jour, et c'est à peine si elle donne quelques minutes à ses repas. Mettant dans sa mise la plus grande négligence, elle oublie même les soins de propreté. Tout à coup elle semble sortir d'un long sommeil ; elle se met avec goût, recherche moins la solitude. Puis elle montre une irritabilité excessive, invective les personnes qui lui donnent des soins, proteste contre l'arbitraire qui pèse sur elle, et s'emporte avec violence. Ses paroles trahissent les idées les plus incohérentes et les erreurs de perception les plus bizarres, parmi lesquelles on reconnaît la prédominance de quelques idées d'orgueil sur sa naissance, qu'elle attribue à une illustre origine. Elle se trompe sur les personnes qui l'entourent ; elle prend l'un pour son père, l'autre pour son frère. Elle a cependant assez de force pour dissimuler, quand il le faut, le désordre de ses idées, qui est à peine apparent dans ses lettres. Mais ensuite l'agitation est d'autant plus vive qu'elle s'est imposée une contrainte plus prolongée. Congestions cérébrales fréquentes, mouvements spasmodiques, sommeil profond, voracité, tels sont les principaux phénomènes qu'a offerts cette malade sortie de l'asile, sans qu'il se soit manifesté une amélioration bien sensible dans son état.

Quoique fort incomplète, cette observation nous permet cependant de reconnaître les causes qui ont contribué au développement non-seulement de la folie, mais encore de la forme particulière sous laquelle elle s'est présentée. Le défaut d'une première éducation, les bizarreries de son caractère envieux et dissimulé, une vive irritabilité, le défaut de jugement, l'absence de sentiments affectifs que l'on puise ordinairement dans les relations de famille dont cette dame avait été privée, telles sont les conditions psychiques primitives auxquelles sont venues se joindre des chagrins réels, la jalousie ; quant aux conditions somatiques, nous les trouvons dans la pléthore générale, la céphalalgie et les fréquentes congestions de sang vers la tête, accompagnées de symptômes nerveux. Si, au lieu de se trouver sous l'influence de causes déprimantes, cette dame avait été soumise à l'action d'une surexcitation ou de passions énergiques, tout porte à croire qu'elle fut devenue monomaniaque ambitieuse.

65. A la suite d'une maladie assez longue, dont nous ignorons la nature, un officier est mis à la réforme avant d'avoir atteint le temps de service nécessaire pour avoir des droits à la retraite. Il se trouve placé par cette mesure dans une position très-précaire. Le passage d'une vie active et de l'aisance à la gène et à l'oisiveté apporte dans son caractère et dans ses manières un changement notable. Il devient irritable et querelleur. La manie éclate à la nouvelle qu'il reçoit de la mort d'un fils qu'il chérissait, et qui était tout son espoir. Il est en proie à la plus vive agitation ; sa femme et sa fille deviennent l'objet de toute son animosité. Il se regarde comme la victime des prêtres, des médecins et des avocats et fait mille extravagances. Toutes ses actions, tous ses caprices dénotent mille erreurs de perception et de jugement ; cependant il a longtemps su dissimuler devant les personnes étrangères. Enfin la maladie faisant chaque jour de nouveaux progrès, il voulut tuer un officier qui recherchait la main de sa fille, parce qu'il le regardait comme le séducteur de sa femme. Il justifiait ses violences par les accusations les plus odieuses auxquelles il savait donner un vernis de vérité qui en imposa quelque temps, et son isolement ne fut provoqué que lorsque ses emportements purent compromettre la vie des personnes qui l'entouraient.

Arrivé à Stéphansfeld, il s'y montra d'abord assez calme, mais on ne tarda pas à reconnaître qu'il est bavard, querelleur et turbulent quand il ne croit pas être observé. Aussi se porte-t-il inopinément à des actes de violence qu'on ne pouvait prévoir en raison de son calme apparent, et il ne manque jamais de bonne raison pour justifier son action quand il ne la nie pas.

Pour donner un aperçu de l'incohérence de ses idées, je rapporte ici un fragment de conversation que j'ai transcrit un jour.

»*Je suis parvenu à m'éclairer sur des questions qui* »*étaient encore obscures pour moi; j'ai appris enfin à* »*connaître les prêtres, les médecins et les avocats. Ces* »*derniers, je ne puis pas les aimer, parce que ce sont eux* »*qui ont provoqué ma détention et mes malheurs. Arti-* »*sans de discorde, ils ont amené tous mes chagrins. Je* »*n'ai rien à dire contre les prêtres; si on leur donnait* »*des femmes, ce seraient de fort honnêtes gens, si ce n'est* »*le curé de..... qui vit avec sa gouvernante, ce que j'ai* »*reconnu à la grammaire et à un livre de prières. J'ai* »*voulu me faire recevoir chanoine, mais les chanoinesses* »*nobles s'y sont opposées : j'avais alors 42 ans. Je n'aime* »*pas les médecins depuis que M..... a traité ma femme* »*pendant 22 ans pour un asthme qu'il voulait fixer, et* »*si bien fixer, que la malheureuse serait morte sans les* »*soins d'une voisine. Mais maintenant, ma femme se porte* »*bien; mais, le croiriez-vous, un moment elle a été folle,* »*et M...... voulait que je la fouette après l'avoir couchée* »*sur le ventre. Si j'avais eu un diplôme, je l'aurais trai-* »*tée, car j'ai appris à connaître bien des remèdes contre* »*le ver solitaire. Je ne les ai pas employés, n'ayant pas* »*de diplôme. Cependant j'ai guéri un ancien hussard avec* »*de l'ail cuit dans du lait. Berumé est un bon livre, ainsi* »*que le dictionnaire de Chomel. Le thermomètre de Beaumé* »*marque 80°, celui de Fahrenheit 100°. Je n'ai rien in-* »*venté, je rapporte le résultat de l'expérience. Ma femme*

»m'empêchait de lire, parce qu'elle craignait que je ne
»devinsse fou. Je ne pouvais écrire une lettre sans qu'elle
»ne la corrige, et cependant je connaissais tous les détails
»du service avant mon mariage. Je donnais des leçons à
»mes enfants. Ma fille n'aimait pas à voir ma femme me
»corriger. J'ai écrit depuis longtemps. Quand je veux
»écrire à quelqu'un, il faut que je le connaisse, et alors
»deux ou trois lettres suffisent, etc.»

On voit que les idées se succèdent sans se coordon-
ner, et que l'incohérence est d'autant plus manifeste
que le malade s'éloigne plus du commencement de son
discours. Cette incohérence n'est pas aussi complète
quand son attention est soutenue par les questions
qu'on lui adresse.

Cet aliéné, d'un âge avancé, est depuis cette époque
arrivé à la démence.

66. Madame J....., d'un tempérament bilioso-san-
guin, est âgée de 67 ans et a eu deux attaques légères
d'apoplexie non suivies d'hémiplégie. Des chagrins
et diverses contrariétés paraissent avoir contribué au
développement de sa maladie, dont la période d'incubation a été assez longue. Elle offre des alternatives
de prostration et d'excitation. Dans le premier cas,
abattement moral, pleurs abondants, craintes, angoisses, elle se croit ruinée et sans ressources. Dans la
période d'excitation au contraire, sa générosité ne connaît plus de bornes, elle parle avec une extrême volubilité, propos obscènes, irritabilité excessive qui la
porte à des voies de fait pour la contrariété la plus
légère. Elle n'est pas un seul instant en repos ; elle
exige qu'on ait pour elle le plus profond respect, et
se permet toutes sortes de familiarités avec les personnes qu'elle rencontre. Elle aime beaucoup à ra-

conter, mais il est rare qu'elle puisse suivre le fil de ses récits ; elle les entremêle tellement d'épisodes, d'explicatious, de rectifications, qu'elle finit par s'y perdre et oublier le point d'où elle est partie. Pendant la nuit, elle casse tout ce qui se trouve dans sa chambre et fait un grand tapage, afin, dit-elle, de se distraire, puisqu'elle ne peut pas dormir. Au bout d'un mois de séjour dans l'asile, elle a succombé à une attaque d'apoplexie.

67. Dans les exemples qui précèdent, la maladie a été continue ; l'observation suivante nous présente des rémissions très-marquées.

B....., d'un caractère irascible, mène une vie assez nomade et fait souvent abus des boissons alcooliques. Les moindres contrariétés qu'il éprouve dans un commerce de détail l'impressionnent vivement. A la suite de la perte d'un procès qui l'affecte beaucoup, il boit plus que de coutume et la manie éclate sans être annoncée par aucun symptôme précurseur. Un matin de fort bonne heure, il réveille sa femme en lui disant qu'il va se passer quelque chose d'extraordinaire. Il se met en prières et exige que chacun en fasse autant. Puis tourmenté par des hallucinations, il devient turbulent, irritable. Désordre complet des idées, congestions vers la tête, accélération du pouls, impulsion irrésistible à détruire. Depuis que le délire est arrivé à ce degré, aucune idée n'a paru prédominante. Le malade parle sur vingt sujets différents avec une extrême volubilité et ne peut en suivre un seul. A cette excitation succède une prostration extrême des forces, et peu après les idées reprennent plus de suite, les fonctions digestives se font mieux, le sommeil se rétablit, et après un peu de repos toute trace de délire a disparu. Pendant cette rémission qui est complète, cet homme vaque à ses affaires et jouit de toute l'intégrité de ses facultés. Cet intervalle lucide dure à peine trois semaines, au bout desquelles l'accès reparaît de nouveau et présente les mêmes caractères que le premier. Après ce second accès qui dure six semaines, il cède aux conseils de sa famille et se fait conduire à Stéphansfeld. Le jour de son arrivée, il ne donne aucun signe d'aliénation mentale, mais le lendemain l'accès éclate. Dans les premiers temps de son séjour, les rémissions sont courtes, mais les accès sont d'autant moins longs. C'est surtout chez cet aliéné qu'il était facile de distinguer deux périodes bien marquées dans chaque accès. Dans la première, l'agitation était très-vive et le désordre des idées complet; dans la seconde au contraire, quoique l'excitation fût encore très-prononcée, le malade était susceptible de fixer son attention pendant quelques instants; il répondait aux questions qu'on lui adressait et donnait même des détails sur sa situation antérieure; mais dès qu'il était livré à lui-même le délire reprenait toute son énergie. Une diarrhée abondante s'est déclarée à la suite de son dernier accès et en a été pour ainsi dire la crise. Après quelque temps d'épreuve, il est sorti de l'asile au mois de mars 1838, neuf mois après son entrée. Depuis cette époque, sa santé n'a pas cessé d'être bonne. (Ce malade avait été soumis à l'usage du tartre stibié à haute dose.)

Chez un autre maniaque présentant à peu près les mêmes symptômes, la maladie a eu la même terminaison critique.

68. La fureur proprement dite a été très-rare parmi nos maniaques.

Un aliéné dont il a déjà été question plus haut montre tous les caractères de cette fureur sans délire, sans incohérence dans les idées, et dont l'invasion brusque et soudaine se manifeste surtout par un penchant irrésistible à détruire les arbres et les plantes qui se trouvent à sa portée. Quelquefois tout se borne là, mais le plus souvent, il est nécessaire de le renfermer pour éviter de plus grands dégâts. Doué d'une force extraordinaire, il se dépouille de ses vêtements, brise tout ce qui est dans sa loge, en frappe nuit et jour la porte. Dans ces moments la face est rouge, les yeux sont étincelants, le regard est incertain, il est sourd à toute remontrance, on ne peut découvrir aucune idée délirante. Sa liberté morale est anéantie par un penchant irrésistible dont il regrette les effets. Quand on lui demande pourquoi il ne réprime pas ses emportements, il répond : je ne le puis pas, c'est plus fort que moi. Quand il sent venir l'accès, il en prévient le surveillant et demande quelquefois lui-même qu'on l'enferme. Dans les derniers temps que je l'ai observé, cet aliéné parlait souvent seul et à voix basse, et tout faisait craindre la terminaison par la démence.

69. Pendant la période d'excitation, les maniaques n'écrivent pas, et souvent longtemps après ils ne peuvent tracer que des caractères illisibles. Au contraire ceux qui sont plus calmes, peuvent dans certains moments fixer leur attention pour écrire une lettre où l'on ne trouve aucune idée folle. J'en ai vu un qui rédigeait un journal et dont la manie avait pour principaux symptômes les actions les plus extravagantes jointes à une irrésolution dont il avait lui-même conscience. Il écrivait un jour :

»*Je n'ai pas de caractère, je ressemble à une girouette*
»*que le plus léger zéphir fait tourner à son gré.*«

Dans un autre endroit il attribue à des agents extérieurs tout ce qu'il éprouve, et dit :

On me fait malade, c'est atroce.

On lit dans un autre endroit :

Je suis mécontent de ma journée, j'avais commencé une communication pour M. le préfet du Bas-Rhin relativement à ma triste position. La composition ne m'a pas réussi, je n'avais pas l'esprit libre; mes idées n'étaient pas claires. Un étranger de distinction est entré dans la salle à manger; il m'a adressé la parole et je lui ai répondu d'une manière si peu convenable que j'en fus désolé après sa sortie. J'aimerais tant me montrer sous un jour avantageux aux personnes qui viennent me voir, et justement mon désir de bien faire me fait faire des sottises et me rend souvent ridicule à leurs yeux.

Un autre jour, il écrit :

Je n'ai pas fait ce que j'aurais dû, j'ai vu le lever du soleil et ce spectacle imposant n'a pas fait sur moi l'impression que je m'étais promise.

Il se livrait souvent aux extravagances les plus singulières. Je l'ai vu plusieurs fois se lever subitement, casser ce qui se trouvait sous sa main et retomber aussitôt dans une sorte de stupeur. Quelquefois il déchirait ses vêtements, battait un voisin inoffensif, se lançait au galop et faisait au pas de course plusieurs tours de jardin, se roulait par terre, etc. Quelques instants après, il faisait ses excuses et était tout honteux de sa conduite. Il était hargneux, querelleur, et faisait sans cesse des réclamations; on ne pouvait jamais le satisfaire. Il est arrivé depuis à la démence.

70. S....., âgé de 28 ans, a de tout temps montré un caractère bizarre. Des écarts de régime, des habitudes vicieuses, ont contribué au développement de l'aliénation mentale. Au début de la maladie, il quitte le travail, se livre à toutes sortes d'extravagances, fait des libéralités au-dessus de ses moyens, déchire ses habits, son linge, en jette les morceaux dans la rue. Quand on veut le réprimer, il se porte à des violences qui rendent son isolement nécessaire.

Il est d'une taille petite, d'un tempérament sanguin-nerveux. L'espoir de recouvrer promptement sa liberté fait assez d'impression sur lui, pour qu'il cherche à se contenir pendant plusieurs jours. Il n'offre d'abord de remarquable qu'une notable irrégularité du pouls. Quinze jours après son entrée, il commence à se plaindre de céphalalgie, la face est fortement colorée, le sommeil est agité par des rêves fatigants ; hallucinations. Il s'imagine qu'on a mis quelque chose dans son corps pour produire ces phénomènes ; tantôt il croit à la réalité de ce qu'il voit, tantôt il reconnaît que ce sont des illusions. Une fois il sent un cheval qui remue dans sa tête ; dans un autre moment, il se voit pendu entre deux soleils, de-là les gestes et les postures les plus bizarres. Sombre et morose, il n'adresse la parole à personne, et répond à peine aux questions qu'on lui adresse. Il s'irrite pour peu de chose et témoigne beaucoup d'humeur quand il remarque qu'on l'observe. Pendant la nuit, il se lève, danse au milieu de la chambre, met tout en pièces. Il motive sa turbulence sur ce qu'on place autour de lui des matières délétères ; il prétend surtout que les francs-maçons ont sur lui un grand pouvoir et le transportent dans un temps très-court de Vienne à Berlin, à Paris, etc. On obtient quelquefois un calme momentané, mais l'intervalle n'est jamais complètement lucide.

En 1838 son état présentant un peu d'amélioration, sa famille le retira, parce qu'elle tenait moins à sa guérison qu'à l'économie. On l'a ramené de nouveau à Stéphansfeld en 1839.

CHAPITRE VI.

Démence.

71. Au tableau varié que nous avons vu dans les chapitres précédents va succéder l'exposé de symptômes d'autant plus affligeants, que l'affection qu'ils caractérisent est trop souvent au-dessus des ressources de l'art. Nous avons assisté jusqu'ici aux désordres de l'intelligence, de la sensibilité, de la volonté; l'affaiblissement de ces facultés est le caractère principal de la démence. Les perceptions sont faibles, incomplètes, fugitives; la réaction est nulle. Le dément est, de tous les aliénés, le plus exposé à l'influence destructive des agents physiques. La démence qui est fréquemment le dernier terme de la folie, et pour ainsi dire la transition des autres formes du délire à la mort, est dans quelques circonstances une forme essentielle ayant ses causes, sa marche et ses périodes particulières. Nous avons donc à examiner la démence primitive et la démence consécutive.

72. Les prédispositions à cette forme du délire et les conditions de causalité auxquelles elle est soumise se rapportent plutôt à l'ordre physique qu'à l'ordre

moral. Beaucoup plus rare que les autres variétés de
la folie, la démence primitive provient presque toujours par suite de l'influence directe ou indirecte de
causes déprimantes. Un état général d'atonie naturelle
ou provenant de débauche, d'écarts de régime, de
fièvre, de suppression des menstrues, d'une forte
hémorrhagie, d'affections de l'appareil cérébro-spinal
sont les principales conditions somatiques que nous
avons observées. Une intelligence bornée soit primitivement, soit accidentellement et un manque d'énergie
morale, telles sont les conditions psychiques dont l'influence s'est fait surtout remarquer parmi nos malades.
Une vive émotion, des travaux trop au-dessus des
forces intellectuelles, un régime trop débilitant dans
la convalescence de certaines maladies, des chutes,
des coups, des blessures, toutes les causes susceptibles
de frapper le système nerveux d'une sorte de stupeur,
ou bien celles qui par une surexcitation trop énergique usent en quelque sorte toute l'économie ; tel
est l'ensemble des circonstances sous l'influence desquelles la démence primitive se manifeste lorsqu'il y
a absence complète de force de réaction.

Une mère apprend inopinément la mort par submersion d'un fils qui était son unique appui et sa consolation. Aussitôt toutes ses facultés sont comme sus-
pendues, et cette femme, accablée sous le poids de son
malheur, présente tous les signes de la démence.

Un jeune homme de vingt ans qui, cinq ans auparavant, avait eu un accès passager de manie, éprouve
une vive frayeur. D'un tempérament lymphatico-nerveux et d'une constitution très-délicate, il montre
presque aussitôt tous les signes de la démence.

A la suite d'une fièvre nerveuse survenue à l'époque

où la menstruation s'établissait, une jeune fille est aussi atteinte de démence.

Dans plusieurs circonstances nous devons signaler comme causes uniques l'abus prolongé et continu des boissons alcooliques, ainsi que l'apoplexie. Quelques cas parmi les femmes rangés dans les causes inconnues, doivent probablement être attribués à la misère, au dénuement qui, en portant une atteinte profonde à une constitution très-affaiblie, ont presque anéanti des facultés intellectuelles très-incomplètement développées.

73. Subite dans quelques cas, l'invasion de cette forme du délire est très-souvent précédée d'une longue période d'incubation dont la durée peut rarement être déterminée d'une manière exacte. C'est ce que nous avons surtout lieu de remarquer lorsque la démence provient à la suite de l'abus des boissons et de l'affaiblissement graduel de la constitution par des causes débilitantes. La marche de la maladie présente une grande analogie avec ce qui se passe dans la démence sénile, dont l'invasion se rattache aussi à des lésions organiques de l'appareil cérébro-spinal.

Toutes les fois que la démence n'est pas le résultat d'une cause amenant instantanément l'état de stupeur dont il a été question plus haut, on commence par observer que le malade éprouve d'abord une certaine difficulté à suivre ses occupations ordinaires, les sensations font moins d'impression et l'attention est presque nulle, sans qu'elle soit pour cela détournée par aucune idée fixe. Plus tard, quand l'affection fait des progrès, les actions sont de moins en moins spontanées, les idées quoique encore cohérentes se forment avec difficulté et se suivent lentement. On remarque

que le dément éprouve chaque jour plus de peine à saisir les rapports les plus simples, toute son attention semble se concentrer sur la satisfaction de ses besoins physiques. Cet état d'apathie n'exclut pas cependant une surexcitation passagère produite le plus ordinairement par une congestion vers le cerveau. Cette surexcitation s'annonce le plus souvent par une certaine irritabilité et une agitation que l'on ne doit pas confondre avec la manie. Sans avoir conscience de leur impuissance, les malades semblent néanmoins vouloir faire d'autant plus d'efforts que leurs forces intellectuelles et physiques diminuent davantage : l'action continuelle des causes contribue à aggraver ces symptômes et à hâter la démence confirmée. Mais ici les périodes sont confondues.

Nous ne devons pas omettre de dire que le développement de ces symptômes psychiques coïncide toujours avec un trouble plus ou moins étendu des fonctions et un relâchement général des tissus, voracité ou inappétence, dépravation du goût, émission involontaire des urines et des fœces, négligence de tous les soins de propreté. Les mouvements sont incertains, bizarres, et correspondent très-bien à l'état psychique ; ils sont souvent automatiques, instinctifs. Quelquefois même le malade a besoin d'être conduit, tant son apathie est prononcée.

On conçoit donc facilement que dans l'état où se trouvent les individus atteints de démence, leurs actes, quels qu'ils soient, sont entièrement dénués de tout mobile ; ils ne sont pas même dictés par une volonté lésée, puisque cette faculté n'existe plus ou sommeille pour ainsi dire. Néanmoins nous avons eu parmi nos malades une folle qui avait été condamnée pour vol, quoique l'état de démence dans lequel elle se trouvait, eût dû ôter au tribunal toute idée de criminalité.

Tels sont les principaux caractères que nous a présentés la démence primitive. Le pronostic n'en est pas toujours défavorable, surtout quand le sujet est jeune, qu'il existe encore dans sa constitution un peu de force de réaction, et que la durée de la maladie n'est pas trop longue avant l'époque à laquelle on a recours au traitement ; celui-ci consiste surtout dans l'application des règles de l'hygiène, et dans l'emploi des agents physiques dont l'action peut imprimer à la constitution une impulsion salutaire.

74. Dans la plupart des cas que nous avons observés, la démence était la suite et la terminaison des autres formes de l'aliénation mentale. Cette transformation se manifeste d'une manière différente, suivant le type primitif de la maladie. Chez le monomaniaque, le délire prend de l'extension, la surexcitation est moins prononcée, diminue graduellement, offre des intermittences et finit par disparaître ; les idées deviennent confuses, incohérentes. Au lieu des erreurs de perception et de jugement, nous remarquons l'absence ou la faiblesse de la faculté de percevoir. Le lypémaniaque dont toutes les fonctions s'affaiblissent chaque jour tombe dans un état de stupeur. Quant au maniaque, dont l'agitation désordonnée a fait place à l'atonie, il ne possède plus alors assez de force de réaction pour recouvrer ses facultés ou pour avoir un nouvel accès. Cette transformation coïncide presque toujours avec un changement notable dans la constitution et dépend de la cause primitive, d'un traitement trop débilitant au début de la monomanie et de la manie, de l'absence d'un traitement convenable

dans la période de prostration de la manie, et enfin de certaines prédispositions comme une faiblesse naturelle de l'intelligence, ou d'affections organiques de l'encéphale. Les causes qui favorisent cette terminaison sont : l'onanisme si fréquent surtout chez les monomaniaques, les écarts de régime, l'épilepsie qui survient quelquefois dans le cours de la monomanie et de la manie, les progrès de l'âge, les congestions fréquentes vers le cerveau, etc. En résumé, la diminution de l'énergie vitale psychique et somatique est le caractère essentiel de la démence.

75. Nous observons divers degrés chez les déments :

Les uns nous présentent un affaiblissement général des facultés. Certaines idées prises en elles-mêmes sont justes, cohérentes ; mais il règne dans tout leur ensemble une incohérence surtout facile à saisir quand le malade veut parler longtemps. Le cerveau de ces individus n'a plus assez d'énergie pour saisir des rapports éloignés et en déduire un raisonnement. Incapables de se diriger eux-mêmes dans les actions les plus simples, ils suivent cependant l'impulsion qu'on leur donne ; ils peuvent encore se rendre utiles dès qu'une autre personne pense pour eux et les fait agir. Nous avons eu un menuisier atteint de démence qui, bien dirigé, nous rendait de très-grands services. Cet état qui succède ordinairement à la manie n'est, si je puis m'exprimer ainsi, que la convalescence de cette affection passée à l'état chronique.

Chez d'autres, nous observons un degré de plus dans la maladie. Au défaut de spontanéité que nous venons de signaler, vient se joindre l'impossibilité de suivre l'impulsion donnée ; l'atonie générale est telle que toutes les impressions sont trop fugaces et ne sont pas même perçues. Conservant des faits antérieurs un souvenir confus, le malade ne peut pas même garder les faits actuels dans sa mémoire d'un instant; la contractilité musculaire présente les anomalies les plus singulières.

Les déments ne sont pas toujours exempts d'une certaine excitation. Ils se montrent par intervalles irascibles, hargneux, et les différentes périodes de la maladie sont signalées souvent par des accès de manie passagers qui en accélèrent la marche. Leurs sentiments affectifs presque nuls sont tout à fait en rapport avec leurs facultés; je les ai cependant vu se réveiller momentanément chez un militaire atteint de paralysie générale, qui peu de temps avant sa mort témoignait une grande tendresse à sa femme et à ses enfants.

Les déments dorment en général assez bien et longtemps. Quelques-uns semblent surtout dominés par le besoin de manger qui va jusqu'à la voracité. Beaucoup acquièrent de l'embonpoint, tant que la maladie est au premier degré. Ils sont très-sujets à la constipation ou à la diarrhée, ainsi qu'à l'œdème des extrémités inférieures; les variations atmosphériques ont sur eux une grande influence, les yeux laissent couler une humeur séro-purulente ou des larmes, tous les tissus présentent une sorte de relâchement, les congestions cérébrales sont fréquentes. Enfin les maladies incidentes dont ils sont atteints ont une tendance marquée à passer à l'état chronique.

76. La marche de la démence est modifiée par celle des variétés du délire dont elle est la suite, ainsi que par ses complications. Chaque dément offre un pâle reflet des symptômes les plus saillants qui ont caractérisé le début de la folie.

De même que dans les autres formes du délire, nous observons quelquefois dans la démence certaines alternatives pendant lesquelles la maladie semble arrêter ses progrès. Une sorte de réaction paraît s'opérer, les idées sont moins confuses, et quoique le malade ne les exprime qu'avec lenteur, on remarque cependant que les perceptions sont assez exactes, il parvient même quelquefois à écrire avec assez de suite eu égard à sa position. C'est surtout au printemps et pendant l'été que s'opèrent ces changements ; mais vers l'automne, cette amélioration passagère disparaît et la maladie fait de nouveau de rapides progrès. Des malades qui, atteints de paralysie générale, pouvaient à peine se soutenir sur un fauteuil pendant l'hiver, marchaient très-bien dès que la belle saison revenait.

Le pronostic est le plus ordinairement fâcheux dans la démence consécutive, qui se termine par la mort après un temps plus ou moins long, dont la durée dépend de la marche de l'affection primitive et principalement aussi des soins que reçoit le malade. Cependant, dans quelques cas assez rares, la démence n'est qu'un état transitoire qui peut se terminer par la guérison, quand le malade se trouve dans des conditions favorables.

Un ouvrier tailleur devint maniaque et la période d'excitation fut, à ce qu'on nous rapporte, assez longue ; puis vint la période de prostration qui, par suite du dénuement et du défaut de soin avait dégénéré en démence. Conduit à Stéphansfeld, soumis à un régime convenable, cet individu ne tarda pas à recouvrer peu à peu ses forces et son énergie. Il put bientôt se livrer aux occupations de sa profession, et lorsque je quittai l'asile, tout me faisait espérer que la guérison ne se ferait pas longtemps attendre,

Citons maintenant quelques exemples :

77. La lettre suivante a été écrite par un individu dont la démence compliquée de paralysie générale était la suite d'une manie avec idées dominantes, et qui est mort dans l'asile au mois de juillet 1839.

»Steffanfelden, par Brumath (Bas-Rhin), le 9 avril 1839

(2 ½ de Strasbourg)

»Mon très-cher beau-frère !

»Je viens t'annoncer que le 15 février dernier, »M. F..... m'avait proposé de l'accompagner dans un »voyage qu'il allait faire dans les environs : c'est pro- »bablement avec sa volonté et dans la condition de »ma mise en faillite du 13 juillet dernier 1838 — »puisque je me suis absenté de Strasbourg le 3 dé- »cembre 1838 sur la sommation de M. T.... sindics »nommé par le tribunal de commerce de Strasbourg, »requérait ma présence dans les environs, où il existe »un établissement de pouvoir loger les vieux militaires »gratis, les partiquulier qui ont été mis en faillite et »ceux qui sont affligés du degré de ne plus avoir l'es- »prit de continuer un comerce, durant leur vie fu- »ture ; comme mon cousin m'informait nullement du »but de son voyage, j'ai appris seulement hier écrit à »M. Renaudin docteur de cette prison de Steffenfelden »ou peut être se guérir par des bains et des eaux mi- »nérales à boire ce que j'ai cru devoir profiter et je »me suis guéri dès le premier jour de l'échauffement »que les différents voyages j'ai du faire les der- »niers deux mois de l'anné, je pense peut être aussi »que c'est que les payements que M. T.... mon liqui- »dateur n'est pas été faits, puisque j'ai appris que »j'étais obligé de resté pendant trois mois, comme je »suis arrivé le 23 février 1839 dont l'époque serait le

»23 mai 1839 pendant que la pension de 50 liv. prix
»soit 150 liv. p. trimest avait été payé. M. F. en arri-
»vait sans m'en informant — comme je me trouve
»enfin dans une espèce de prison ou je suis traité par
»ce moyen excellent pour ma future santé, puisque
»les eaux de ces sources sont très bienfaisante et for-
»tifient ma santé, j'espère qu'à mon retour ma fail-
»lite sera terminé . . . .
» . . . . j'aimerai à mon retour, m'infor-
»mer à Strasbourg de q-que jour de la visite de mon
»enfant chéri et je suis bien que ce que j'ai devoir
»arriver à la mort de mon épouse soit remise à M. P....
»nommé mon tuteur ad hoc par ma faillite qui me
»permet plus la moindre affaire d'aucune espèce de
»commerce, c'est un grand malheur pour la réputa-
»tion commerciale, qu'un arrangement de mois de
»termes, à mes 20 créancié aurait pu me faire obte-
»nir, en leur offrant 100 % avoir avoir fait faire un
»inventaire verbal par M. S.... de Strasbourg qui au-
»rait mieux apprécié ma position m'entale que toute
»la population ne m'aurait été étonné d'être mis en
»faillite par le mauvais conseil de M. J..... tu as été
»bien conseillé et même mon beaufrère a été étonné
»que je sois vendu par commission pressée, si j'avais
»transporté le 13 juillet 1838 toutes mes marchan-
»dise et mon mobilier à M..... où j'ai déjà une année
»vouloir y habiter pour être mon aimable famille,
»mais malgré ce malheur je crois que je sorai me re-
»mettre à même de gagner par quelque personne qui
»voudront bien me donner des occupations occupa-
»tions et qui me donnent des conseils et que je pourrai
»encore augmenter mon savoir
   »Je souhaite que ta famille soit en bonne santé et

»ma chère sœur Caroline soit outre attaché d'amitié
»avec moi comme nous avons du tem de ntre enfance.

H.....«

Cette lettre remarquable par son étendue, eu égard
à l'état de celui qui l'a écrite, nous donne une idée
assez exacte de l'affaiblissement de ses facultés. Sans
être incohérentes en elles-mêmes, les idées et les perceptions sont confuses et leur expression écrite dénote
surtout l'impossibilité de réfléchir. Un fait principal
occupe ce malade, c'est sa faillite (causée par le dérangement de ses facultés), mais ce qu'il en dit est très-
obscur. Il se sent malade, consent à être traité, et
s'aveuglant sur sa position il forme des projets pour
l'avenir. Il reconnaît que les individus avec lesquels
il se trouve sont aliénés, et il n'a pas conscience de
la faiblesse de ses facultés. Que pouvons-nous en conclure? c'est que, dans la démence comme dans toutes
les autres formes de l'aliénation mentale, les nuances
sont nombreuses, et que l'affaiblissement des facultés
intellectuelles doit nécessairement présenter des caractères différents, suivant le degré de développement
qu'avait atteint l'intelligence avant l'invasion de la
maladie et suivant les causes qui l'ont produite.

Un autre aliéné qui, à la suite d'une monomanie
ambitieuse, était arrivé à la démence compliquée de
paralysie générale, écrivait un jour la lettre suivante :

»Maison de santé, le 13 septembre 1838.

»Ma chère Antoinette viens me voir je t'en prie
»viens me retirerer de mon esclavage, tu dois te ren-
»dre à Fribourg ou mon frère t'enverra cent louis d'or,
»et à moi il enverra de Paris mille louis ou Napo-
»léon. Sais tu que ce sera un commencement de for-
»tune pour moi je pourrai plus tard acqué des mil-

»lions parce que je placerai tout mon argent à la bourse
»au haut et à la baisse. Ainsi viens ma chère épouse
»viens me voir ne crains de t'émouvoir en me voyant
»viens me voir je t'en prie et j'irai avec toi. Ainsi je
»deviendrai riche va viens me retirer de l'esclavage.
»Imagine-toi que toutes les sont cadenassées dans les
»chambres pourtant ne l'est pas heureuent ouvrir et
»nos volets noirs et qui sert ni cuvett ni pot à eau
»ni même de serviette il n'y a que quand la barbe
»que alors me laver à mon aise je t'en prie viens me
»retirer de cette prison où suis captif tu me feras beau-
»coup de plaisir.

> »Ton mari et ton cher époux.«

78. Joseph, voiturier, âgé de 35 ans, d'une taille
moyenne, d'un tempérament nerveux, habituellement
maigre et d'un teint ordinairement assez pâle, faisait
souvent dans ses courses abus du vin et des liqueurs,
ce qui le rendait habituellement hargneux et querelleur. Dans les premiers jours du mois de février 1836
il se trouvait à une noce où, la tête échauffée par des
libations trop abondantes, il se prit de querelle avec
d'autres convives. Il en résulta une lutte dans laquelle
il reçut au front une contusion légère qu'il prit pour
un coup de couteau. Voulant aussitôt en tirer vengeance, il se mit à frapper à tout et à travers; dès le
lendemain il était maniaque. Plusieurs saignées furent
pratiquées *coup sur coup* sans succès. On le conduisit
à Stéphansfield quinze jours environ après l'invasion
de la folie.

Maigreur extrême, face pâle, front rouge, voix
rauque et voilée. Ses yeux sont hagards et laissent
découler une matière séro-purulente. Agitation continuelle, propension irrésistible à tout détruire; il dis-

tingue à peine les personnes qui l'entourent, le pouls est fort et tremblottant, la plus grande incohérence règne dans ses discours qu'on peut à peine comprendre. Pendant la nuit, insomnie : il chante, siffle, crie et se remue sans cesse. Il laisse aller sous lui tous ses excréments ; soif très-vive.

Au bout d'un mois, il devint moins turbulent, moins criard et put même dormir un peu pendant la nuit. Sa voix était moins rauque, les paroles qu'il prononçait étaient plus distinctes, et il répondait même quelquefois assez juste aux questions qu'on lui adressait ; ses sentiments affectifs se réveillaient et il s'informait de sa femme et de ses enfants qu'il désirait revoir. Prostration extrême des forces alternant souvent avec une excitation que l'isolement seul parvenait à calmer. A l'inappétence a succédé une voracité difficile à satisfaire. A travers le délire général on démêle quelques idées ambitieuses, vagues et confuses.

Pendant le troisième mois de son séjour dans l'asile, le malade redevient remuant, turbulent, criard, destructeur. Il ne souffre aucun vêtement, barbouille les murs avec ses excréments. Puis il retombe dans une profonde torpeur, à laquelle succède une nouvelle agitation. On commence déjà à remarquer un peu d'embarras dans la prononciation.

Même état pendant le mois de juin. La face est de temps à autre le siège d'un œdème qui disparaît au bout de quelques heures ; œdème des extrémités inférieures.

Pendant les mois de juillet et d'août le malade est assez calme ; il est propre, mais ses idées sont incohérentes.

Au mois de septembre, nouvelle excitation suivie

d'une forte congestion cérébrale. La parole s'embarrasse davantage, la progression devient difficile et même impossible, stupeur.

Aux mois de novembre et de décembre, ainsi que pendant le premier trimestre 1837, amélioration marquée dans son état qui se soutient ainsi pendant toute l'année. Ses idées ont assez de suite, il est propre, il apprécie assez bien l'état des autres aliénés, son humeur est facile et gaie. La prononciation quoique lente n'est plus aussi embarrassée ; il marche plus facilement. Tandis que son état mental reste stationnaire et que la démence se confirme, son état physique continue à être satisfaisant, sauf un certain embonpoint peu naturel chez lui ; il prend part aux travaux intérieurs de la maison et met assez d'activité dans ce qu'il fait. Sa santé est moins bonne vers l'automne, les forces déclinent pendant l'hiver, et à partir du mois d'avril 1838 la paralysie générale fait de nouveaux progrès. Le malade succombe au mois de septembre 1838.

79. Un autre malade qui se trouvait depuis deux ans à l'hôpital civil de Strasbourg, et qu'on ne supposait pas transportable lors de l'organisation de l'asile de Stéphansfeld, présenta pendant les premiers temps de son séjour dans cet établissement une amélioration remarquable : la parole plus distincte, la marche assez facile, quelques retours de mémoire vers ses anciennes occupations, une sorte de participation à la vie commune ; tel fut son état depuis le mois de mai jusqu'en novembre 1836, époque à laquelle la paralysie générale fit de nouveaux progrès. Ce malade mourut au mois de juin 1837.

80. Un ancien notaire également atteint de para-

lysie générale, ignorait en quel lieu il se trouvait ; sa vie était pour ainsi dire automatique pendant tout le jour. La nuit il ne cessait de dicter des formules d'actes qu'il confondait : une vente se trouvait mêlée à un contrat de mariage, et il répétait souvent la même idée avant de passer à une autre qui n'avait aucun rapport avec la précédente. Quand il voyait ses parents, il les reconnaissait, mais se montrait assez indifférent à leur visite. Insouciant pour tout ce qui se passait autour de lui, il ne pensait qu'à satisfaire sa voracité. Apathique pour tout, il semblait recouvrer un peu d'énergie quand il entendait sonner la cloche du repas.

81. F....., marqueur, âgé de 38 ans, a eu un accès de manie dont la période d'excitation a duré environ deux mois que le malade a passés à l'hôpital civil de Strasbourg. On a pratiqué plusieurs saignées au début de la maladie.

Entré dans l'asile au mois de mars 1836, cet homme se trouve sous la période de prostration. D'un tempérament lymphatico-nerveux, d'une constitution délabrée, d'une faiblesse générale remarquable, cet individu est devenu aliéné à la suite de fréquents écarts de régime et de chagrins.

On remarque déjà un peu d'embarras dans la prononciation, et la marche n'est pas très-bien assurée. Assez tranquille, il paraît frappé comme d'une sorte de stupeur et d'hébétude dont on le tire quand on le sollicite par des questions. Il répond, mais on ne tarde pas à remarquer dès les premiers mots qu'il prononce, qu'il a perdu complètement la mémoire des faits. Il se trompe sur son âge qu'il fait varier de vingt à quarante-cinq ans, ses idées sont incohérentes et il a beaucoup de peine à les former et à les émettre. Malgré

sa faiblesse il est irritable, hargneux, dès qu'on le provoque ; il trouve toujours à redire aux actions des
autres dont, par intervalle, il sait fort bien apprécier
l'état ; les sentiments affectifs sont peu marqués.

Pendant les trois premiers mois de son séjour ses
forces reprennent un peu, mais sa voracité est telle
que, lorsqu'il vomit, il veut reprendre les aliments
rendus. Il entre dans une violente colère quand on
l'en empêche ; l'animalité domine.

Pendant les mois de juillet et d'août, il est sujet à
de fréquentes congestions cérébrales accompagnées de
vomissements. Même état pendant les mois de septembre et d'octobre, abolition complète des facultés
intellectuelles, parole de plus en plus difficile, progression impossible. Le malade reste couché óu bien
on le fixe sur un fauteuil ; il est gâteux.

Au mois de janvier 1837 son état physique s'améliore de nouveau, et son état mental présente à peu
près les mêmes caractères qu'à son entrée ; il est colère et même envieux ; il s'irrite dès qu'il voit un autre
aliéné revêtu d'un habit plus propre que le sien. Il est
rarement gâteux, mais il laisse aller quelquefois ses
urines. Si on lui en fait l'observation, il s'irrite ; et
si l'un de ses compagnons se permet d'en rire, son
ressentiment irait jusqu'aux voies de fait si l'on n'y
mettait obstacle. Il marche un peu mieux, sa parole
est moins embarrassée, surtout vers le soir et pendant
la nuit. Cet état se maintient pendant toute l'année ;
mais vers l'automne la parole et la marche sont de
nouveau impossibles. Le relâchement est général. Contracture du bras et de l'avant-bras droit. Formations
d'escarres au sacrum, émaciation, salivation abondante ; mort au mois de juillet 1838. Méninges épais-

sies au vertex, ramollissement notable de la substance cérébrale dans l'hémisphère gauche ; peu de sérosité dans les ventricules, tels sont les faits les plus saillants notés à son autopsie.

82. La paralysie générale n'est pas la seule complication grave que nous observions parmi les déments. Les phlegmasies chroniques du canal intestinal sont très-fréquentes parmi eux, ainsi que les congestions cérébrales, qui ont quelquefois pour résultat de véritables accès d'épilepsie qui hâtent la mort des malades. Quelle influence exercent ces complications sur l'état mental? Aucune, si nous n'examinons les faits que superficiellement. Les mêmes symptômes somatique correspondent à des états psychiques différents, ou en d'autres termes, le même état physique ne représente pas toujours le même degré de démence. Une foule de circonstances individuelles concourent à ce résultat. La principale, suivant mes observations, paraît tenir au mode d'invasion de la démence et de ses complications, ainsi qu'à la manière dont se sont transformées les autres formes de l'aliénation mentale ; toutes choses égales d'ailleurs, l'influence sur la vie psychique est d'autant moins marquée que les symptômes somatiques se sont développés avec plus de lenteur, que l'affection primitive a suivi ses périodes avec plus de régularité, et que le traitement a été moins débilitant dans l'origine.

Nous renvoyons pour les autres détails à la notice statistique que nous avons publiée l'année dernière.

CHAPITRE VII.

Epilepsie.

83. L'épilepsie, maladie très-fréquente dans ce pays, puisque la ville de Strasbourg seule nous a fourni plus de cinquante de ces malades, s'accompagne toujours d'un délire fugace et d'un état psychique particulier qui finissent très-souvent par amener l'aliénation mentale. Ce n'est que sous ce point de vue que nous en dirons quelques mots dans ce chapitre.

Nous avons déjà signalé plus haut l'invasion de l'épilepsie dans le cours de la folie, nous allons l'examiner maintenant comme cause primitive de l'affection mentale.

Chez la plupart des malades que nous avons observés, l'épilepsie remontait à une date ancienne. Chez les uns elle reconnaissait pour cause une frayeur très-vive, une chute ; on a constaté chez d'autres l'hérédité directe ou indirecte. Chez quelques-uns la débauche paraît avoir prédisposé à cette maladie qui, chez de plus jeunes, avait un rapport éloigné avec des convulsions pendant la dentition. Pour le plus grand nombre, la cause primitive nous est restée inconnue. Les modifications diverses survenant suivant l'âge, dans l'état intellectuel et moral des malades, ont été la principale condition psychique du développement de la folie. La fréquence des accès, les écarts de régime et les causes excitantes augmentant l'irritabilité et altérant la constitution, sont les circonstances qui nous ont paru contribuer à hâter le moment de son explosion. Tantôt la démence était la suite immédiate de l'épilepsie ;

tantôt nous avons vu cette affection produire un délire maniaque, accompagné d'une excitation plus ou moins vive, d'hallucinations, avec prédominance d'idées ambitieuses, religieuses ou autres. L'un de nos malades, dont la manie chronique assez calme était ancienne, offrait une particularité singulière, il rimait toutes ses réponses. Chez quelques-uns la démence a été compliquée de paralysie partielle ou générale, de contracture des membres. C'est parmi les épileptiques que la mortalité a été la plus forte.

84. Dans les premiers temps où le délire maniaque se déclare, non-seulement il n'est pas continu, mais il ne correspond pas toujours aux accès d'épilepsie, dont plusieurs peuvent se succéder sans que l'on remarque le moindre désordre intellectuel. Le vertige épileptique, l'accès incomplet, paraissent amener plus facilement après eux le délire que les accès complets, pourvu que ceux-ci ne se suivent pas à de trop courts intervalles. Lorsque la maladie fait des progrès, le délire devient continu, et nous voyons alors que, même en l'absence de l'excitation, les habitudes du malade, ses idées offrent quelques-uns des caractères de la lypémanie ; j'ai remarqué chez un d'eux le penchant au suicide. Une sensibilité exagérée, une irritabilité très-vive, tels sont les principaux phénomènes psychiques. Le délire précède ou suit l'accès d'épilepsie qui en est quelquefois pour ainsi dire la crise.

Quand on examine avec soin les phénomènes que présentent les épileptiques aliénés, on reconnaît que ces malades doivent former un ordre à part des autres variétés que nous avons étudiées jusqu'ici. Les conditions dans lesquelles ils se trouvent sont tout à fait différentes, et l'affection primitive imprime au désordre

intellectuel un cachet particulier que l'observateur attentif ne peut méconnaître. Les conditions somatiques
prédominent, sont la cause primitive efficiente et pré-
disposante, et leur action permanente ne permet
presque jamais qu'il y ait soit des intermissions, soit
des rémissions *complètes*. La démence et la mort sont
à peu près les terminaisons nécessaires d'un état aussi
affligeant.

85. Les illusions et les hallucinations se montrent
chez presque tous les épileptiques aliénés ; cependant
il est assez rare qu'elles soient permanentes, elles précèdent ou suivent l'accès, et l'excitation qu'elles produisent est très-difficile à calmer. Un épileptique maniaque croyant voir sa mère passer dans la cour, se
livrait aux emportements les plus violents quand on
lui disait qu'il était dans l'erreur. Pendant la nuit des
voix le fatiguaient sans cesse et lui révélaient les motifs de sa séquestration, qu'il se figurait avoir été pro-
voquée par ses frères sur le soupçon de l'illégitimité
de sa naissance. Ce qu'il y avait surtout de remarquable, c'est que les accès de manie étaient chez cet
individu signalés par une certaine excitation intellectuelle, pendant la durée de laquelle il composait des
chansons et des vers. D'un caractère tout à fait excen-
trique et même méchant, cet aliéné ne pouvait s'entendre avec personne ; ni la douceur, ni la sévérité
n'avaient d'empire sur lui. Lorsque j'ai quitté l'asile,
il marchait à grands pas vers la démence.

Il est rare que les épileptiques aliénés conservent le
souvenir de ce qu'ils ont fait pendant leurs accès. On
ne peut constater chez eux l'existence d'aucune de ces
idées délirantes qui portent les autres aliénés à détruire, à battre. Leurs actions désordonnées sont le

résultat d'une sorte d'impulsion instinctive dont ils
n'ont pas conscience lorsqu'ils ont un intervalle lucide. Dans le cas où, la maladie n'ayant pas fait encore de grands progrès, ils conservent un souvenir
confus de leurs actions, ils en sont honteux et témoignent leurs regrets aux personnes qu'ils croient avoir
offensées.

86. L'épileptique atteint de démence, qu'il soit ou
non arrivé directement à cette forme du délire, se
distingue des autres déments par une excitation beaucoup plus vive, coïncidant avec une abolition plus
complète des facultés intellectuelles. Des lésions organiques plus étendues, la paralysie, les contractures
des membres, les congestions cérébrales et pulmonaires,
les phlegmasies chroniques du tube digestif, tel est le
triste tableau que nous présente ce dernier degré de
l'affaiblissement d'une vie qui, dans cette période,
n'est qu'à peine végétative.

87. K....., tonnelier, saisi d'une vive frayeur à
l'arrivée des employés de la régie dans la maison où
il brassait en fraude, fut peu de temps après sujet à
des attaques assez fréquentes d'épilepsie qui ne l'em-
pêchaient pas cependant de vaquer à ses occupations
habituelles. Cet état dura environ cinq ans, au bout
desquels on commença à remarquer un trouble passager de ses facultés intellectuelles. Puis il se déclara
de véritables accès de manie qui n'étaient pas toujours
subordonnés à la manifestation de la maladie primitive. Dans ce cas, il montre beaucoup d'agitation pendant la nuit ; sommeil pénible, inquiet, rêves fatigants. Au réveil, sa physionomie offre une teinte de
mélancolie ; il est préoccupé d'idées religieuses. Il paraît animé d'un sentiment de bien-être ineffable et ne

cesse de répéter que, sous l'inspiration divine, il est entièrement guéri de tous ses maux; il a reçu Dieu dans son corps; il est lui-même le Dieu en trois personnes et la Sainte-Trinité; il a Jésus-Christ dans lui et ne cesse d'invoquer son nom pendant le jour et pendant la nuit. Son extase est calme; pupille contractée insensible aux variations de lumière et d'obscurité; mouvements automatiques. Il montre dans ses manières une douceur qui fait contraste avec son caractère habituel. Cet état dure ordinairement huit ou dix jours et se termine le plus souvent par un fort accès d'épilepsie, suivi d'un très-profond sommeil. Lorsqu'au contraire la manie suit l'épilepsie, il y a plus d'agitation et la durée de l'accès est plus longue. Cet aliéné (qui appartenait à la religion réformée) a succombé à une pneumonie chronique; le délire était presque continu pendant les trois mois qui ont précédé sa mort. Les accès d'épilepsie étaient devenus de plus en plus rares pendant les derniers temps de sa vie.

88. J..... appartient à une famille israélite très-riche et n'a reçu aucune instruction. Son éducation ne fut pas soignée et il se livra de bonne heure à tous les excès de débauche. Quoique marié, il quittait souvent sa femme pour aller dans des orgies sacrifier à la fois à Bacchus et à Vénus. Ce genre de vie altéra sa santé et eut pour résultat définitif l'invasion de l'épilepsie. Des accès de manie ne tardèrent pas à se manifester à la suite de ses écarts de conduite. Il fit plusieurs séjours à Stéphansfeld. Nous allons essayer de résumer en peu de mots les observations auxquelles il a donné lieu.

Irritabilité excessive qui va jusqu'à la fureur, propos incohérents, insomnie, inappétence, céphalalgie frontale. Les accès d'épilepsie, survenant surtout la nuit, durent peu, mais il en ressent un grand abattement pendant la journée. Congestions fréquentes vers la tête amenant une sorte de stupeur. L'état psychique du malade paraît ne pas suivre les accès épileptiques toutes les fois que rien ne le contrarie ; mais ayant un jugement borné, son irritabilité excessive produit, par l'effet de la moindre cause, une foule d'erreurs de perceptions et même des hallucinations qui l'entraînent à des actes de violence d'une courte durée, il est vrai, mais dont il est plusieurs jours à se remettre. Un érysipèle à la face paraît produire une dérivation favorable ; la famille, voyant cette amélioration, le retire après un séjour de trois mois dans l'asile.

On le ramène au bout de trois mois, les mêmes causes ont produit le même résultat avec d'autant plus de facilité que le malade était loin de pouvoir être considéré comme guéri lors de sa première sortie. Ses accès d'épilepsie sont plus fréquents que la première fois et sont plus prolongés. Quant à son état mental, il n'offre plus ces rémissions passagères qui existaient au début. Son irritabilité excessive se manifeste par une très-vive excitation que rien ne parvient à calmer. Absence de tous sentiments affectifs ; il semble n'avoir plus de rapports avec le monde extérieur. Par suite de ses erreurs de perception, tout est contrariété pour lui, et dans les emportements violents qui sont le résultat de cet état psychique, il s'exalte au point de ne plus avoir conscience de ses actions ; dans ces moments, il brise tout ce qui se trouve sous sa main ; et l'appareil de la force ne parvient pas à le contenir. Cette agitation, d'une durée variable, est bientôt suivie d'un profond abattement, d'une sorte de torpeur, pendant laquelle le malade garde le lit et reste plusieurs jours dans une immobilité et une taciturnité que rien ne peut vaincre. Il oppose une résistance d'inertie aux domestiques qui veulent donner des soins de propreté. Il ne mange pas, dort peu et présente dans cette période de son accès tous les signes d'une forte congestion cérébrale consécutive. Une saignée générale produit dans cette circonstance une amélioration passagère. Un accès d'épilepsie est souvent la crise qui termine la manie, mais bien souvent aussi il n'apporte aucune modification. Les intervalles qui séparent les accès de manie sont peu prolongés. L'excitation reparaît quelquefois sans cause apparente; dans ces cas, le malade est quelques jours à l'avance plus sombre que de coutume; il comprend de travers tout ce qu'on lui dit, murmure contre tout, et sa voix ressemble à un véritable grognement dont on ne peut comprendre les sons mal articulés. Après cette espèce d'incubation d'une durée variable, il éclate et se répand en invectives et en injures, se plaint qu'on veut sa mort, et qu'il est exposé à toutes sortes de persécutions, etc. Dans tous les cas lorsqu'il redevient calme, il se souvient à peine de tout ce qu'il a fait. Quelquefois, à la suite d'accès d'épilepsie très-fréquents, nous avons observé un autre ordre de phénomènes : le malade est en proie à toutes les angoisses de la crainte, il a peur de mourir et chaque fois qu'il me voit, il me demande s'il court de grands dangers. Quoique toutes ses fonctions s'exécutent bien, il croit qu'il est à sa dernière heure. Une nuit, il me fit appeler à minuit pour me demander s'il avait encore quelques heures à vivre et me prier de faire prévenir son père par un exprès ; j'eus beaucoup de peine à le rassurer.

Après huit mois de séjour, il sort une seconde fois de l'asile toujours sujet à des accès d'épilepsie, mais offrant une certaine amélioration sous le rapport de son état mental.

A peine sorti de l'établissement, il reprend ses anciennes habitudes, et les phénomènes signalés plus haut ne tardent pas à reparaître sous l'influence des mêmes causes ; il nous est ramené quinze jours après. Les attaques d'épilepsie sont plus fréquentes, les accès de fureur sont très-violents, et l'on éprouve plus que jamais beaucoup de difficulté à le contenir. Cet état dure près de deux mois, au bout desquels il recouvre un peu de calme. Les intervalles lucides un peu plus prolongés alternent cependant avec une excitation de courte durée. Au bout de sept mois enfin, il ne reste plus que l'épilepsie et l'état psychique qui l'accompagne ordinairement ; mais l'état des facultés intellectuelles est tel que le malade peut s'occuper de ses affaires, et à la fin de 1837 la famille le retira de nouveau de l'asile, malgré l'expérience de deux sorties antérieures. Je n'en ai plus entendu parler depuis.

Cet homme nous offre un exemple assez remarquable d'une manie dont la marche est pour ainsi dire indépendante de l'épilepsie. Les accès de celle-ci ne paraissent avoir qu'une influence secondaire sur la production du délire, tant qu'une cause excitante n'est pas en jeu. Nous voyons à trois reprises le malade recouvrer en partie l'exercice de ses facultés intellectuelles dès qu'il est soustrait à ses habitudes ordinaires, sans que pour cela l'affection primitive éprouve la moindre modification et même malgré ses progrès.

Néanmoins tout porte à croire que les deux affections finiront par se confondre dans leur marche et par amener la démence et la paralysie dont ce sujet paraît avoir eu quelques atteintes dans l'origine.

CHAPITRE VIII.

Idiotie, imbécillité.

89. L'imbécillité et l'idiotie que quelques auteurs allemands rattachent encore aujourd'hui à la démence n'ont cependant avec cette variété du délire que fort peu de points de contact. Elles en diffèrent essentiellement sous le rapport de leurs causes, ainsi que de leurs phénomènes psychiques et somatiques. Si le nombre des individus de cette classe admis dans l'asile eût été plus grand, il eût été très-intéressant d'examiner toutes les nuances et tous les caractères qu'ils présentent dans ce pays. En l'absence des documents qui seraient nécessaires pour tracer une histoire locale de l'idiotie, je vais indiquer d'une manière générale le peu d'observations que j'ai faites à Stéphansfeld sur ce sujet.

90. Les causes de l'idiotie précèdent ou suivent la naissance, elles dépendent soit des parents, soit de la constitution de l'enfant. Elles sont endémiques ou individuelles.

Les habitudes d'ivrognerie chez le père, de mauvais traitements pendant la grossesse, le dénuement joint à des travaux trop pénibles ou à la débauche, contribuent à la naissance d'idiots. L'épilepsie, les affections convulsives, des émotions violentes ont aussi sous ce rapport une influence très-marquée. Cette hérédité indirecte dont il a été déjà question dans mon premier mémoire, est aussi bien constatée que l'hérédité directe ; c'est pourquoi nous remarquons plus d'idiots dans la classe pauvre et parmi les enfants trouvés. Les régions agricoles en comptent un moins grand nombre que celles où l'industrie, seule ressource des habitants, amène rapidement l'apauvrissement de la race. Quelquefois à l'une des causes que nous venons d'indiquer viennent se joindre l'âge avancé des parents, l'affaiblissement de leur constitution par des maladies, un accouchement difficile ou des manœuvres imprudentes pendant la parturition.

91. Il est très-rare que l'on observe, dès la naissance, les caractères de l'idiotie ; elle ne se confirme ordinairement que quelque temps après. Des convulsions, des accès épileptiformes, une chute sur la tête, une lésion du rachis, une diathèse scrophuleuse sont les causes déterminantes les plus fréquentes de l'idiotie. Dans quelques cas leur influence ne se fait sentir que vers l'âge de quatre ou cinq ans ; on observe alors que l'idiotie devient d'autant plus manifeste que l'enfant avance en âge.

92. A quelques exceptions près, les idiots sont d'une petite taille. Plusieurs parmi ceux que j'ai observés, présentaient des contractures à leurs extrémités ; leurs mouvements offrent peu de précision et sont souvent involontaires. Si quelques-uns ne présentent rien d'extraordinaire dans leur physionomie, chez la plupart cependant les traits du visage sont en rapport avec l'arrêt de développement, les affections convulsives paraissent surtout contribuer à produire dans les traits de la face cette irrégularité repoussante, ainsi que ces

difformités qui sont si fréquentes dans cette classe d'individus. J'ai vu cependant un idiot, fils d'idiote, ayant une assez jolie figure ; une idiote, âgée de 34 ans, ayant une conformation normale, avait atteint tout son développement physique. L'idiotie est d'autant plus prononcée que l'organisation physique est plus incomplète et que les enfants ont reçu dans leur jeune âge des soins moins assidus. Les idiots sont plus ou moins privés de la parole ; ceux mêmes qui sont les moins imparfaits ont beaucoup de peine à prononcer quelques mots. Si quelques-uns témoignent des sentiments affectifs, nous ne trouvons chez la plupart qu'un instinct relatif à la satisfaction de leurs besoins physiques ; ils sont malpropres et mangent avec voracité. Les idiotes montrent quelquefois une propension marquée à la toilette et s'irritent quand on veut leur retirer un vêtement auquel elles attachent du prix ; ce sentiment est peu développé ou presque nul chez les idiots. Par suite de leur irritabilité excessive, certains idiots ont quelquefois une sorte d'accès de manie qui réclame une prompte répression. L'instinct de la propriété souvent excessif parmi eux les pousse parfois au vol. J'ai vu quelques idiotes détenues dans la maison centrale de Haguenau. Dans tous les cas, le cercle de leurs idées est très-borné, quoiqu'elles soient justes dans certaines limites. Ces individus sont assez enclins à l'onanisme.

On ne peut guère occuper les idiots atteints de maladies convulsives, parce que leurs mouvements sont trop incertains ; les autres au contraire sont plus ou moins susceptibles d'une sorte d'éducation qui permet de les utiliser.

Sujets à de nombreuses maladies accidentelles, les

idiots indiquent d'une manière assez exacte la région où ils souffrent ; ils se plaignent pour fort peu de chose. Ils ne parviennent en général qu'à un âge peu avancé. Leurs chances de vie dépendent de l'absence de vices trop prononcés d'organisation.

93. Si nos observations sur les idiots sont aussi incomplètes, celles que nous avons pu recueillir sur les imbécilles sont encore moins étendues. Les principales remarques auxquelles ils ont donné lieu sont les suivantes :

Ils sont d'une taille ordinaire, ils parlent et ont une capacité intellectuelle moins bornée que les idiots ; ils peuvent apprendre un état et montrent même un peu de mémoire. Ils sont destructeurs, quelquefois voleurs. Malgré leur apathie ordinaire, leur irritabilité est souvent excessive et ils se livrent à des actes de violence envers ceux qui les contrarient ; on les astreint difficilement au travail et l'on n'en obtient quelque chose qu'en flattant leur gourmandise. Quelques-uns attachent beaucoup de prix à une récompense pécuniaire. Ils ont comme les idiots une grande propension à l'onanisme : le plus ordinairement ils ne s'y livrent qu'en secret. C'est ordinairement de 10 à 15 ans que l'imbécillité paraît et succède quelquefois à un développement trop précoce de l'intelligence. Une jeune fille est devenue imbécille à l'époque de la première menstruation qui avait été accompagnée d'accidents graves. Chez un autre individu une maladie grave avait entraîné à sa suite l'arrêt de développement de l'intelligence.

CHAPITRE IX.

Note sur l'homicide et le suicide chez quelques aliénés.

94. Je n'ai pas eu l'occasion d'observer cette variété de la monomanie dans laquelle l'aliéné est poussé par un instinct aveugle à commettre tel ou tel acte coupable. Dans les cas que j'ai vus, j'ai toujours remarqué qu'une pensée délirante, une série de faux raisonnements avaient précédé l'acte ou la tentative. Dans d'autres circonstances, l'aliéné en commettant un meurtre n'avait pas eu plutôt l'intention de tuer que de faire toute autre chose. Comparant ces faits avec quelques observations rapportées dans les auteurs, je crois pouvoir avancer que l'on a trop étendu le sens du mot *monomanie homicide;* qu'il convient au contraire de le restreindre pour donner plus de certitude au diagnostic, et surtout pour ne pas confondre des faits très-différents sous le rapport du pronostic. La distinction que je propose me paraît importante en médecine légale ; c'est ce qui m'engage à publier deux faits qui me semblent prouver la vérité de mes assertions.

95. B..... a toujours montré un degré d'intelligence peu ordinaire chez ceux dont l'éducation n'a pas été cultivée. Quoique sans fortune, il a su mettre tant d'ordre dans ses affaires, qu'il a fini par acquérir une certaine aisance, tout en élevant bien sa famille composée de douze enfants. Il vécut longtemps dans la meilleure intelligence avec sa femme, mais ce bonheur domestique eut un terme. On observa d'abord un changement notable dans son humeur ; il montra une excessive susceptibilité, il ne vit plus autour de lui que

complots et machinations. Par suite de ces idées, il se porta plusieurs fois à des actes de violence envers les membres de sa famille, et finit par tuer sa femme. Les médecins chargés de constater son état consignèrent dans un rapport remarquable, rédigé par feu M. le professeur Goupil, qu'ils terminaient par les conclusions suivantes : B..... est atteint d'une monomanie qui le prive de sa liberté morale dans les actes qui se rapportent à l'objet de son délire.

Cet homme, au moment de son entrée dans l'asile, est âgé de 58 ans ; il est d'une taille élevée, d'un tempérament bilioso-nerveux. Sa constitution très-robuste autrefois, est bien altérée depuis quelque temps ; il offre tous les caractères d'une caducité précoce, son teint est pâle, sa physionomie, sa démarche, sa voix expriment l'abattement. Il y a de la clarté dans son élocution, et il s'énonce facilement en français et en allemand ; il répond avec suite et netteté aux questions qu'on lui adresse. Interrogé sur les diverses circonstances de sa vie, il ne fait aucune réticence et donne tous les détails que l'on peut désirer ; mais s'il y a liaison et enchaînement dans ses idées, on ne tarde pas à reconnaître son état psychique dans l'exposé des raisons par lesquelles il veut justifier sa conduite. Il avoue son crime, il en est affligé, mais il n'en éprouve aucun repentir. C'est sa famille qui l'y a poussé par les mauvais procédés qui ont fait de sa vie un enfer ; pouvait-il agir autrement pour se soustraire aux humiliations qui ont empoisonné sa vie ; c'est sur cette idée qu'il raisonne toujours.

Voici le résumé des récits qu'il a faits de ses malheurs :

»A partir de 1827, il vit se développer progressive-

»ment autour de lui une horrible machination dont il
»fut longtemps à découvrir toute la noirceur, mais
»dont il ne peut attribuer la cause qu'à quelques fami-
»liarités qu'il s'était permises avec sa belle-sœur qui,
»disait-il, l'y avait provoqué par ses agaceries. Pour
»s'en venger, ses beaux-frères formèrent une ligue
»dans laquelle ils firent successivement entrer sa
»femme, ses enfants, ses voisins et tout le public;
»ligue affreuse qui l'a irrésistiblement poussé au
»meurtre de sa femme, dont il rejette tout l'odieux
»sur ses persécuteurs.«

Les faits qu'il allègue pour prouver ce qu'il avance
sont les suivants :

»On imagina pour le vexer, de cracher, de se moucher
»et de se gratter la tête en sa présence. Il ne pouvait
»se promener ou se tenir sur sa porte, sans être exposé
»à voir se répéter ces actes qu'il considérait comme
»des insultes. Ceux qui se grattaient la tête l'accu-
»saient par-là d'avoir des pous; on crachait pour ma-
»nifester le dégoût que l'on éprouvait en le voyant.
»On tenait conseil quand il dormait, et l'on n'épar-
»gnait aucun argument pour engager sa femme à lui
»faire du mal. Ah! s'écriait-il, pourquoi ma pauvre
»femme a-t-elle écouté ces funestes conseils, pourquoi
»n'a-t-elle pas continué à prendre mes intérêts, à
»fermer l'oreille à tout ce que l'on disait contre moi!
»Mes enfants auraient continué à me respecter, et
»nous pourrions encore jouir aujourd'hui d'un bon-
»heur qui avait été complet pendant vingt-cinq ans.

»Il racontait encore qu'on avait rempli les petites
»affiches de diffamations contre lui. Cependant il n'a
»jamais pu s'en procurer un seul numéro.

»Un jour de marché, au moment où la diligence

»traversait la foule, il vit quelqu'un qu'il supposa être
»son beau-frère, jeter au public un petit livre publié
»contre lui, mais il n'a pas pu le trouver.«

Mais, lui dis-je, des faits que vous venez de me ra-
conter au meurtre de votre femme il y a une énorme
distance; car qui vous répond que vous n'étiez pas
dans l'erreur et que votre imagination ne vous trom-
pait pas? je ne vois du reste rien qui pût vous porter
à cet acte coupable.

»Comment! me répondit-il, on m'a dépouillé de ma
»fortune que j'ai si laborieusement acquise; on m'a
»interdit. Je n'avais plus un sou à ma disposition, et
»quand un semblable outrage a été fait à mon carac-
»tère de mari et de père, quand je suis devenu le jouet
»de ma femme et de mes enfants, qu'avais-je à faire
»autre chose qu'à punir les auteurs de mes persécu-
»tions? J'aimais ma femme et mes enfants; j'ai tout
»fait pour les rendre heureux, ils m'ont payé de la
»plus noire ingratitude. En me conduisant comme je
»l'ai fait, j'ai subi une dure nécessité, outragé et aban-
»donné comme je l'étais. Après cela, on n'avait que
»deux choses à faire. Si j'avais droit, on devait me
»renvoyer à mon travail et à mes affaires, sinon, me
»condamner à mort; car la mort est bien préférable
»au triste sort que l'on me prépare. On a voulu me
»faire passer pour fou. Suis-je fou? vous êtes compé-
»tent pour le déclarer. Aucun médecin n'a fait un
»semblable rapport, il se serait couvert de honte.
»L'homme qui a pu amasser une honnête aisance et
»élever une aussi nombreuse famille n'a certes pas fait
»preuve de folie. Cependant voilà où l'on a voulu en
»venir pour me dépouiller de ma fortune et me ré-
»duire à la triste position où je me trouve. Non, je

»ne mérite pas mon sort. Il devrait être réservé aux
»méchants qui m'ont poussé à blesser mon fils que
»j'aimais, qui ont détruit l'affection de ma famille et
»m'ont accablé de chagrins. Sans eux, ma femme vi-
»vrait encore !«

A ces mots ses yeux se remplissaient de larmes, mais
ces larmes étaient provoquées, non par le repentir,
mais par le regret d'avoir perdu celle qui était nécessaire à son bonheur. C'est ainsi qu'il montra une vive
douleur, quand il apprit en prison les funestes suites
des coups qu'il avait portés à sa femme.

»Ah, me dit-il un jour (en me désignant un ma-
»niaque très-agité), qu'il est plus heureux cet individu
»qui s'agite là-bas! il ne connaît pas son malheur.«

Je lui demandai un autre jour pourquoi il avait été
mis plusieurs mois en prison, il me répondit :

»Mes ennemis avaient tellement échauffé la tête de
»ma femme contre moi, que depuis longtemps elle ne
»manifestait plus les mêmes sentiments à mon égard.
»Dès le commencement de 1834, à la suite de quelques
»discussions, elle m'abandonna ; elle venait le matin
»dans la maison et la quittait le soir. Je dis un jour
»à mes enfants d'aller la chercher, ils me répondirent
»avec grossièreté ; je perdis patience, et n'étant pas
»accoutumé à être traité ainsi par mes enfants, je don-
»nai à l'un d'eux un soufflet si fort que le sang coula.
»C'était ce que l'on voulait depuis longtemps ; on ap-
»pela la garde. La police donna un certificat constatant
»une maladie mentale, et l'on me mit pour six se-
»maines en prison ; lorsque j'en sortis, je vis qu'on
»m'avait pris beaucoup d'argent. En vain, je conjure
»ma femme de venir avec moi, mes paroles ne furent
»pas même écoutées. Je résolus alors de ne plus tra-

»vailler pour ces ingrats, et j'allai me promener sou-
»vent. C'est alors que j'appris tous les tours qu'on
»m'avait joués.«

Une autre fois, je lui demandai quelques détails sur
le meurtre de sa femme, il me répondit :

»Jusqu'alors j'avais beaucoup souffert, mais ce
»n'était pas assez pour mes persécuteurs. Je reconnus
»au sortir de prison que l'on m'avait dépouillé de toute
»ma fortune; je n'avais pas un centime à ma dispo-
»sition. Mes enfants m'outrageaient et, au lieu de
»compatir à ma peine, me conseillaient de me brûler
»la cervelle; ma femme trouvait que je ferais bien de
»me couper le cou. Ils maigrissaient de rage, ils au-
»raient voulu être débarrassés de moi; moi, je mai-
»grissais de chagrin. Un jour, je voulais dormir, mais
»je ne le pouvais pas; je bus force vin sans y parvenir.
»Je descendis alors dans la cour où je rencontrai ma
»femme, elle ne me regarda même pas. Prenant alors
»un pieu en sapin, je lui en asśenai par derrière un
»coup sur la tête : elle tomba sans connaissance; je
»fus de suite conduit en prison. Ma femme ne sur-
»vécut que quelques heures. Dieu m'est témoin de la
»peine que me fait la perte de ma malheureuse femme
»que j'aimais tant et avec laquelle, sans mes ennemis,
»j'aurais pu vivre si heureux. Ce sont eux qui l'ont
»tuée.«

Mais, lui dis-je, l'acte est criminel, quels que soient
les motifs que vous alléguiez..... Il me répondit :

»Ruiné par ma famille, outragé par mes enfants,
»abandonné par ma femme, sans protection de la part
»de l'autorité qui était entrée dans la ligue de mes
»ennemis, je ne pouvais pas agir autrement; je re-
»grette sincèrement ma femme. Mes persécuteurs l'ont

»tuée et m'ont ainsi ravi tout bonheur. A tout cela
»ils ont ajouté la réclusion dans une maison de fous.«

Tel est le sujet ordinaire de sa conversation; il ne
sort pas de ce cercle d'idées. Son caractère irritable
le porte quelquefois à des actes de violence contre des
aliénés turbulents. Ses digestions sont difficiles, sa
constitution s'affaiblit chaque jour; il a de fréquents
accès de fièvre intermittente qui le font souvent placer
à l'infirmerie.

96. X....., âgée de 28 ans, est entrée dans l'asile
au mois de février 1838. Voici les renseignements que
nous avons recueillis sur ses antécédents.

Par suite d'un changement survenu dans sa constitution, changement qui a coïncidé avec quelques chagrins, elle montra dès l'année 1834 une humeur sombre
et bizarre, rechercha la solitude et se plaignit souvent
d'un malaise général dont elle ne pouvait pas bien
rendre compte. Cette mélancolie qui contrastait avec
le caractère enjoué qu'elle avait toujours eu jusqu'a-
lors, ne fit que s'aggraver, malgré les soins affectueux
de sa famille qui chercha à lui procurer toutes les
distractions possibles. Une dysménorrhée qu'on chercha
vainement à combattre coïncidait avec cette triste situation, que l'on attribua au regret de ne pas s'être
mariée. Elle s'abandonna aux idées les plus tristes et
donna à diverses reprises des signes non équivoques
d'un dérangement des facultés intellectuelles. Elle fit
plusieurs tentatives de suicide; elle demanda même
avec instances qu'on l'enfermât. On crut lui procurer
quelque soulagement en la faisant voyager, et elle se
rendit chez un de ses frères où elle parut, pendant
quelque temps, recouvrer un peu de calme. C'est là
que, mue par une de ces impulsions soud ines et irré-

sistibles dont elle ne peut aujourd'hui se rendre compte, elle fit périr une petite fille âgée de deux ans. Profitant du moment où elle se trouvait seule avec cette enfant, elle lui trancha la tête avec un couteau de cuisine qu'elle rencontra sous sa main. Aussitôt ce crime commis, elle tomba dans un calme stupide ; elle sembla ne pas comprendre les motifs de l'affliction des parents et ne mit aucune opposition à son arrestation. Pendant les premiers moments de son séjour en prison, elle montra une tranquillité apparente et se livra au travail avec une activité extraordinaire ; mais la moindre contrariété excitait son irritabilité, et ses erreurs de perception la portaient souvent à des actes de violence. Elle répondait juste aux questions qu'on lui adressait ; mais elle témoignait une grande répugnance à parler. Ses manières offraient quelque chose de bizarre, d'insolite. Enfin peu après la manie éclata avec violence et motiva sa translation à Stéphansfeld.

Voici ce qu'elle offrit alors à notre observation :

Excitation très-vive, irritabilité excessive, loquacité, propos incohérents, accès de fureur qui nécessitent l'emploi des moyens de répression, hallucinations de l'ouïe et de la vue, erreurs de perception et de jugement, succession rapide des idées les plus décousues, insomnie, congestion cérébrale très-prononcée, céphalalgie. On l'entendait souvent se servir des expressions les plus inconvenantes, surtout quand elle désignait des membres de sa famille. Elle parlait avec beaucoup de volubilité, et quoique avant sa maladie elle se fût toujours servie de préférence de la langue allemande, c'était surtout en français qu'elle s'exprimait quand elle était seule ; la menstruation était régulière, et c'était à cette époque que l'agitation était la plus vive.

Elle brisait toutce qu'elle rencontrait sous sa main. Certaines personnes, objets de son antipathie, n'auraient pas pu alors l'aborder sans danger. Jamais dans son délire elle ne faisait allusion au meurtre qu'elle avait commis. On observait de temps en temps quelques rémissions passagères, mais jamais d'intervalles lucides ; la moindre erreur de perception, la vue d'une sœur suffisaient pour faire disparaître aussitôt ce calme momentané. Des émissions sanguines, générales et locales, des bains prolongés, des affusions froides, aidées d'un régime sévère, firent diminuer peu à peu cette excitation qui dura près de quatre mois, et à la suite de laquelle elle tomba dans une apathie et une torpeur dont rien ne pouvait la tirer : céphalalgie très-intense, assoupissement prolongé, congestion cérébrale, irrégularité du flux menstruel qui jusqu'alors avait été normal, inappétence, dérangement des fonctions digestives, manifesté tantôt par la diarrhée, tantôt par la constipation, difficulté pour rassembler quelques idées sans suite, lenteur extrême dans leur expression, négligence de tout soin de propreté. L'excitation se montre encore à de rares intervalles, mais elle est de courte durée Cet état persista ainsi jusqu'au mois de janvier 1839, époque à laquelle elle parut comme sortir d'un long engourdissement. Elle commença à manifester un peu de goût pour le travail ; l'irritabilité diminua, les idées devinrent moins confuses, la prostration fit place à un exercice régulier des forces. Enfin elle recouvra pour les occupations de femme toute l'adresse qu'elle avait avant sa maladie. Ses facultés intellectuelles se développèrent peu à peu, mais les sentiments affectifs furent les derniers à reparaître. Les faits qui avaient coïncidé avec l'invasion de la maladie ne laissèrent dans son esprit qu'un souvenir confus ; elle conserva encore pendant quelque temps une sombre mélancolie, et témoigna même plusieurs fois le désir d'être débarrassée d'une vie qui lui était à charge ; on n'eut pas de peine à combattre ces idées et à la rassurer sur son avenir ; les visites fréquentes de ses parents lui firent comprendre qu'elle n'était pas abandonnée, et l'amélioration ne cessa pas de faire des progrès sensibles. Sa constitution s'est fortifiée, la menstruation est régulière et facile, le sommeil est paisible, les fonctions digestives s'exécutent bien, la tristesse a disparu. Elle se fait même remarquer par une parfaite égalité d'humeur ; elle se livre avec zèle et intelligence à toutes les occupations qu'on lui confie et tout dans ses manières indique l'intégrité de ses facultés. Elle se rappelle avec douleur le meurtre qu'elle a commis, sans pouvoir rendre compte de l'impulsion irrésistible qui l'y a poussée. Quand on lui fait quelque question à cet égard, elle répond qu'elle avait la tête perdue ; elle n'a point conscience de tout ce qui s'est passé depuis ce moment, et ses souvenirs ne remontent guères qu'à la cessation de la période d'excitation.

Voyant cette amélioration persister et résister à toutes les épreuves que prescrivait la prudence, je proposai en octobre 1839 la sortie de cette personne qui, en raison de circonstances tout à fait indépendantes de son état de santé, n'a quitté l'asile que depuis peu.

97. En examinant avec soin ces deux faits, je ne crois pas qu'on puisse les rapporter à la monomanie homicide proprement dite. Dans les deux cas, un crime a été commis ; mais les circonstances de chacun d'eux présentent des différences et des analogies remarqua-

bles. Dans le premier comme dans le second fait, nous ne voyons aucune impulsion irrésistible, instinctive apparaître dès le début de la maladie et parcourir ses diverses périodes; l'acte est soudain, non prémédité.

Chez le premier malade, après plusieurs années de persécutions, de souffrances, le meurtre de sa femme, fortuitement résolu et exécuté dans le même moment, doit mettre un terme au complot qui est ourdi contre lui. Mais il n'est arrivé à cet acte par aucun raisonnement préalable, ni par une impulsion longtemps combattue; cet acte peut être regardé comme la conséquence extrême de sa position.

Chez mademoiselle X.... le crime est en quelque sorte la crise qui signale l'invasion de la manie à la suite d'une période d'incubation très-longue. Elle a commis ce meurtre, comme elle aurait cassé un meuble ou mis le feu à la maison.

Aucun de ces deux aliénés *n'a tué pour tuer*. L'homicide n'est chez aucun d'eux une idée fixe à une époque quelconque de la maladie. Si la séquestration avait été ordonnée en temps utile, la marche de la folie eût sans doute été modifiée et l'idée de l'homicide n'eût jamais existé.

En effet, quels sont les traits saillants de la première observation? le malade qui en est l'objet commence par avoir des erreurs de perception et de jugement provoquées par quelques discussions de famille; ces erreurs se transforment bientôt en hallucinations. Il est confirmé dans son opinion par la manière d'agir de sa femme qui, ayant déjà eu douze enfants, ne veut pas s'exposer à voir augmenter sa famille et va coucher dans une maison voisine. Comme cet individu raisonne juste sur tout le reste, aucun membre de sa famille ne songe à attribuer son changement d'humeur à une affection mentale ; de-là des reproches qui ne font que l'aigrir et les emportements qui en sont le résultat. Enfin par une contradiction assez bizarre, *on l'interdit* à cause de ses violences, et cependant on le laisse libre. Nous ne voyons jusqu'alors aucune idée d'homicide, aucun instinct de destruction. Ce n'est que lorsqu'il se voit abandonné par l'autorité judiciaire, qu'il se livre à son désespoir ; et encore ne commet-il le meurtre *qu'après avoir bu une copieuse portion de vin.*

Si nous analysons la deuxième observation, nous y voyons tous les caractères d'une manie avec une période très-longue d'incubation : l'invasion de l'accès, la période de prostration et une convalescence bien caractérisée. Cette marche régulière dans la manifestation des phénomènes physiques et psychiques ne permet pas de prendre cette maladie pour une monomanie homicide ; car pourquoi ne rangerait-on pas alors dans cette catégorie un grand nombre de lypémaniaques, de maniaques et même de déments que l'autorité fait séquestrer comme dangereux pour la sécurité des personnes ? Peut-on regarder comme monomaniaque homicide l'homme qui, entendant des voix qui le traitent de lâche, réclame des armes pour venger cette injure ? la femme qui, par suite de ses hallucinations, croit qu'on fait sur elle une tentative de viol, veut tuer l'homme qu'elle accuse de ce crime, est-elle pour cela une monomaniaque homicide ? la perpétration du meurtre est la seule différence que nous remarquions entre nos deux sujets et tant d'autres aliénés qui ont été mis dans l'impossibilité de se livrer aux mêmes violences. Je pourrais pousser plus loin mes citations, car il y a un grand nombre d'aliénés qui arriveraient à commettre des meurtres, si par une sage prévoyance on n'opposait un obstacle aux conséquences extrêmes de leur délire. L'exaltation du sentiment de la personnalité est chez les monomaniaques et les lypémaniaques le point de départ de toutes leurs actions que la raison ne dirige plus. Pour être plus étendu, le délire des maniaques n'en amène pas moins les mêmes résultats. Quand les autorités locales tiendront la main à l'exécution de la loi, on verra diminuer le nombre des crimes commis par les aliénés. Séquestrés plus tôt et soumis à un traitement convenable, ces infortunés auront plus de chances de rentrer plus tard dans la société qui n'aura pas alors à déplorer des malheurs dont la responsabilité ne peut tomber que sur ceux qui ne les ont pas prévenus.

En rédigeant cette note, je suis loin de vouloir nier l'existence de la monomanie homicide qui est une réalité pathologique ; mais je crois qu'on doit réserver ce nom pour les cas où, la volonté étant primitivement lésée, l'aliéné cède à un mouvement instinctif irrésistible, quelquefois accueilli et souvent combattu longtemps. L'acte seul ne suffit pas pour établir l'espèce nosologique, parce que, dans des circonstances données, toutes les formes de l'aliénation mentale peuvent y conduire. Il est donc important, pour ne pas arriver à un diagnostic erroné, de faire un examen approfondi de l'état de l'aliéné, des circonstances du crime et de la marche de l'affection.

98. Nous avons eu l'occasion de constater quelquefois chez nos aliénés le penchant au suicide, soit vague, soit très-prononcé. Sans vouloir en analyser ici les diverses nuances, nous remarquerons néanmoins que chez les uns il était la conséquence directe du genre

dé délire ; chez d'autres, au contraire, il était produit par le sentiment pénible que leur faisait éprouver leur position et le désespoir de ne pouvoir rentrer dans la société dont leur affection mentale les tenait éloignés. C'est surtout parmi les lypémaniaques et ceux des hallucinés qui s'en rapprochent le plus que le penchant au suicide s'est montré avec le plus d'énergie ; il s'est manifesté quelquefois au début de la manie ; mais il a bientôt disparu dans le désordre général des idées. Je l'ai vu plus rarement parmi les monomaniaques ; je ne rapporte pas au suicide le désir de la mort exprimé par quelques aliénés dans le cours de maladies graves, désir qui les porte à refuser tout secours et à opposer une résistance énergique à toutes les prescriptions. Ce qui me confirme dans mon opinion , c'est qu'ordinairement dans les cas de cette nature les dispositions de l'aliéné changent vers le déclin de l'affection incidente ; tandis que, dans le suicide essentiel, ce penchant est permanent même quand sa manifestation change de forme. Chez quelques-uns de ces malades nous observons moins le désir de la mort qu'une inertie très-marquée qui a anéanti ou déprimé l'instinct de conservation si naturel à l'homme.

Les différentes passions étant souvent portées au plus haut degré chez les aliénés ; il n'est pas étonnant que le suicide, résultat ordinaire d'une lésion de la sensibilité, soit fréquent parmi eux. Les erreurs de perception et de jugement favorisent ce penchant dans bien des cas, surtout chez ceux qui, restant au milieu du monde, sont soumis à l'influence de toutes les causes qui peuvent les porter à cet acte. Comme je l'ai déjà dit, le suicide essentiel est assez rare.

Les observations que j'ai à ma disposition ne sont

pas assez nombreuses pour que je puisse examiner ici ce sujet sous toutes ses faces. Je me borne à citer les deux faits suivants qui m'ont paru offrir assez d'intérêt.

99. M..... a eu, quinze ans auparavant, un accès de manie sur les causes duquel nous n'avons aucun renseignement. Depuis cette époque il travaillait dans une fabrique, et d'un caractère peu communicatif, il mettait dans toutes ses relations la plus grande réserve. Quelques mauvaises plaisanteries de ses camarades qui l'accusaient d'espionnage, quelques autres reproches mal fondés, firent sur lui une telle impression et lui causèrent un tel chagrin qu'il devint lypémaniaque. Craignant d'être arrêté et mis en jugement, se croyant sans cesse poursuivi par la police, il attribue un but horrible à tout ce qui se passe autour de lui. Un jour enfin, ses craintes sont si vives et le maîtrisent à tel point, qu'il ne voit plus, dans son égarement, qu'un seul moyen d'échapper aux dangers qui le menacent. Profitant d'un instant où il est seul, il se coupe la gorge avec un rasoir : des secours administrés à temps font qu'il survit à cette tentative exécutée d'une manière imparfaite, *car elle n'était pas préméditée*. La lypémanie fit des progrès bien plus marqués après cet accident. Voyant partout des machines dressées contre lui, il est le jouet des hallucinations les plus fatigantes. Il voit toujours un tribunal prêt à le punir de ses crimes imaginaires. Tantôt il prétend qu'on le met dans l'eau bouillante ou sur un gril, et réclame contre ces rigueurs, tantôt il supplie qu'on ne livre pas son âme au diable; le moindre bruit qu'il entend a pour lui une signification terrible, effrayante. Il meurt enfin dans les angoisses les plus terribles un mois après son entrée dans l'asile et trois mois après la tentative de suicide.

Le larynx et les bronches étaient le siège d'une phlogose assez intense et de quelques ulcérations, le parenchyme des poumons présentait une quantité assez considérable de petits tubercules très-durs.

100. H....., doué d'une assez forte constitution, occupait un bon emploi dans une administration. Sa position eût été très-avantageuse, s'il n'eût rencontré dans une union mal assortie une source de chagrins qu'il ne sut pas surmonter ; il fut atteint d'une maladie très-grave dont on n'a pas pu nous dire la nature. C'est de-là que datent les inspirations dont il parle sans cesse, inspirations qui le portèrent en 1835 à se jeter par la fenêtre ; il eut les deux jambes cassées et se rétablit. Ses inspirations le subjuguèrent alors entièrement et le portèrent une fois à avaler un paquet d'aiguilles, une autre fois à se laisser tomber dans une fosse d'aisance. Las enfin de la surveillance que sa femme exerçait, avec peu de discernement peut-être, il lui porta un coup de couteau. A la suite de ce fait l'autorité intervint enfin ; il fut interdit et conduit à Stéphansfeld.

Pendant les premiers mois de son séjour, cet aliéné s'est fait remarquer par une apathie complète simulant la résignation. Se croyant victime de persécutions qu'il n'a pu supporter, il sent sa volonté subordonnée à des inspirations qui se révèlent à lui soit par des voix qu'il entend distinctement ou qu'il sent, soit enfin par des apparitions nocturnes et des rêves. Dégoût prononcé de la vie. »Il dit qu'il n'a plus rien à faire ici »bas. Il a toujours voulu le bonheur des hommes, et »cependant les hommes veulent lui nuire ; tout est »secret autour de lui. Il ne sait que faire, tantôt il est »inspiré dans un sens, tantôt dans un autre. Ses inspi-

»rations le portent principalement à se détruire ; tout
»bonheur étant fini pour lui, il n'a plus qu'à mourir.
»Il est cependant convaincu qu'il ne peut y parvenir,
»puisque sa chute qui en aurait fait périr vingt autres,
»n'a abouti qu'à lui casser les jambes. Toutes ses ten-
»tatives ont été inutiles ; Dieu veut qu'il souffre.«

Dans d'autres moments, il manifeste des terreurs de
damnation ; il voudrait qu'on le brulât vif. La lettre
suivante donne une idée assez juste de son état à cette
époque.

A Messieurs les médecins et administrateurs de l'hospice
de Stéphansfeld.

»Messieurs,

»Depuis ma chute arrivée en l'année 1835, je suis
»continuellement tourmenté par des rêves et des inspi-
»rations qui me révèlent avoir encouru le courroux
»céleste et que j'étais l'objet de grandes calamités, et
»que la prospérité publique s'était arrêtée.

»Ne sachant à qui croire et désirant voir la fin de
»mes tourments, je viens vous prier de faire exécuter
»à mon égard le jugement qui pèse sur ma per-
»sonne.

»Si contre mon attente vous ne voudriez obtempérer
»à ma prière, vous me rendrez le plus grand service
»en ordonnant ma liberté afin que je puisse mettre
»moi-même une fin à ce terrible jugement dont
»l'unique pensée m'effraie à m'ôter toutes les forces
»nécessaires à son exécution, dont vous pourriez être
»les ordonnateurs, ayant droit de me le faire subir par
»le feu sur un bûcher d'un stère de bois, ce qui m'est
»inspiré être la volonté du sublime créateur, par-là
»vous cesserez les enfers et vous ouvrirez le ciel aux

»victimes des machinations qui ont eu lieu jusqu'à ce
»jour.

>>Je suis votre tout dévoué serviteur.

J. H.

»Stéphansfeld le 10 décembre 1837.

»Encore un autre moyen de mes inspirations, c'est
»d'être jeté dans un gouffre de souffre ou bien dans de
»l'eau bouillante, une cuisson de métal ou de verrerie,
»et enfin tout ce qui vous plaira pourvu que les volontés
»célestes s'accomplissent et qui vous sont mieux con-
»nues qu'à moi qui suis la malheureuse victime.«

Pendant la plus grande partie de l'année 1838, H....
est resté dans un état d'apathie complète, toujours
tourmenté par ses rêves et ses hallucinations, contre
lesquelles sa raison ne pouvait lutter. Indifférent à tout,
excepté au désir de la mort, il ne se livrait à aucune
occupation et se regardait comme à la merci d'un pouvoir surnaturel toujours disposé à le tourmenter.
Malgré ces anxiétés de tous les instants, on voyait sa
physionomie animée d'un ricanement en quelque sorte
convulsif ; il était négligent, malpropre dans sa mise ;
il restait sourd aux conseils qu'on pouvait lui donner.
Persuadé que de sa mort dépendait le bonheur de
l'humanité, il ne cessait de la réclamer.

Vers la fin de cette année, un changement favorable commença à s'opérer dans ses habitudes, le désir et le besoin du travail succédèrent à son apathie.
Quoique toujours poursuivi par ses hallucinations, il
ne les prenait plus toujours pour des réalités ; il en
était moins préoccupé. Ses idées de suicide étaient rem-
placées par des idées erronées sur le courage. Quand
des *voix* lui disaient qu'on le prenait pour un lâche,
il s'irritait, demandait des armes et voulait se mesurer

avec le premier venu. A l'époque où j'ai quitté l'asile, il se serait tué pour prouver qu'il n'avait pas peur de la mort. Ces sortes d'accès étaient devenus de plus en plus rares dans le courant de 1839. Il était d'une assiduité peu commune au travail et tenait la place d'un bon employé ; mais il avait toujours de temps à autre des hallucinations et des inspirations fort bizarres.

Les idées de suicide chez cet aliéné ne sont pas primitives. Il a d'abord été dans la position d'un homme auquel on ferait souffrir la torture et qui demanderait la mort pour mettre un terme à ses maux. Plus tard, une fausse idée de courage le conduisait à la même pensée.

CHAPITRE X.

Observations sur les certificats délivrés par les médecins en exécution des art. 8, 18, 19, 25 de la loi du 30 juin 1838.

101. Quand on examine avec attention les dispositions de la loi du 30 juin 1838, on reconnaît que les certificats qu'elle exige pour autoriser la séquestration des aliénés doivent remplir toutes les conditions des rapports rédigés dans tous les cas où l'on a recours à une expertise médico-légale. L'acte qui provoque et légalise la suspension de la liberté d'un individu, qui le prive pour un temps donné d'une partie de ses droits, est trop important pour qu'on puisse se contenter d'un laconisme auquel se bornent des médecins. Pour répondre au vœu de la loi, il ne suffit pas d'attester

l'existence de l'aliénation mentale ; un maire, un commissaire de police pourrait en faire autant. On attend plus du médecin ; c'est ce qui m'engage à terminer ce mémoire par l'exposé des principales règles à suivre dans la rédaction de ces actes. Les détails contenus dans les chapitres précédents contribueront sans doute à en rendre l'application facile.

102. En exigeant un certificat de médecin pour autoriser le placement d'un aliéné dans un asile, le législateur a voulu qu'il y eût une garantie de plus pour la liberté individuelle, et que le médecin de l'établissement reçût tous les renseignements propres à l'éclairer dans le traitement. Cette intention ressort évidemment de l'art. 8 de la loi sur les aliénés, suivant les termes duquel le certificat doit : 1° constater l'état mental de la personne à placer ; 2° indiquer les particularités de sa maladie ; 3° attester la nécessité de faire *traiter* la personne dans un établissement d'aliénés et de l'y tenir renfermée. Cette disposition s'applique aux placements volontaires, ainsi qu'à tous les ordres délivrés par l'autorité publique qui, en vertu des art. 18, 19 et 25, doivent toujours être motivés.

Pour être conforme à la loi, tout certificat doit donc contenir trois parties :

Les renseignements commémoratifs ;

La description de la maladie au moment où l'admission est réclamée ;

L'indication des motifs qui rendent l'isolement nécessaire.

103. *Renseignements commémoratifs.* Cette première partie du rapport, outre les noms, âge, religion, profession, état civil, etc., doit présenter à son début un récit succinct des principales circonstances de la vie

antérieure du malade, quelques détails sur sa famille et l'indication des causes générales qui ont pu le prédisposer à la folie, comme l'hérédité, une mauvaise éducation, le caractère habituel, le tempérament, etc. On ne doit pas omettre de mentionner les maladies incidentes, les accidents qui ont pu modifier la constitution avant l'époque où la folie a éclaté. Tous ces faits sont d'une grande importance et épargnent au médecin de l'asile bien des tâtonnements et bien des recherches qui retardent l'application du traitement. Placé sur les lieux, souvent en rapport avec les personnes qui ont connu le malade dès son enfance, le médecin appelé à délivrer le certificat peut, plus que tout autre, arriver par un interrogatoire judicieux à réunir tous les renseignements indispensables pour le diagnostic et même pour le pronostic.

Cet exposé préliminaire doit être suivi de l'histoire proprement dite de la maladie : ce qui comprend ses causes, sa marche et le développement de ses symptômes.

Relativement aux causes, il ne faut pas se borner à une énonciation souvent hypothétique et presque toujours incomplète quand elle n'est pas accompagnée d'explications qui en déterminent exactement le sens. C'est pourquoi l'on doit rapporter les circonstances qui ont précédé immédiatement l'invasion de la maladie, noter quels changements étaient survenus alors dans l'état physique et psychique du malade, et préciser autant que possible l'époque de la première apparition des symptômes. C'est en comparant ces faits avec ceux dont nous avons parlé plus haut, que l'on arrive par induction à la découverte de la cause déterminante de la folie, ainsi que des conditions de causalité de telle ou telle forme du délire.

Les causes une fois connues, il faut décrire avec soin la marche de la maladie et ses complications. Il s'agit donc d'abord de faire connaître si l'invasion de la folie a été brusque et subite, ou si elle a été précédée d'une période d'incubation à laquelle, trop souvent, on ne donne pas une attention assez sérieuse et que, dans quelques circonstances, on prend pour une forme particulière du délire. Quelle a été la durée de cette période d'incubation? quels en ont été les symptômes physiques et psychiques? quelle en a été la terminaison? Telles sont les principales questions qu'il est nécessaire de résoudre.

Cette première partie du rapport se terminera par l'exposé des différentes périodes de la maladie jusqu'à l'époque où l'isolement est réclamé. Cet exposé doit principalement indiquer les récidives, les modifications et les variations qu'a subies le délire, les maladies incidentes qui l'ont compliqué, les intermittences ou les rémissions, la durée et la marche des accès, en un mot toutes les alternatives qu'a pu présenter le malade.

Cet historique présenté avec détails nous conduit à la seconde partie du rapport que nous allons examiner :

104. *Description de la maladie au moment où l'isolement est réclamé.* L'on a ici à décrire deux ordres de phénomènes, les affections organiques ou dynamiques et les symptômes psychiques, ainsi que leurs rapports réciproques. Les symptômes psychiques donnent principalement lieu aux questions suivantes : En quoi consiste le désordre des idées? est-il général ou partiel? s'il est général, remarque-t-on des idées dominantes? quelle en est la nature? si l'on a sous les yeux une démence, est-elle primitive ou consécutive? dans le dernier cas a-t-elle succédé à la monomanie, à la lypé-

manie ou à la manie? quelles sont les causes et les principales circonstances de cette transformation? quelles sont les complications? On ne doit pas oublier de constater l'état de la sensibilité, ainsi que les principales erreurs de perception et de jugement liées ou non à des hallucinations ou à une perversion des sentiments affectifs. Quelle est la conduite habituelle du malade? quels sont les motifs déterminants de ses actions? de quelle nature sont les rapports de l'aliéné avec les personnes qui l'entourent? on doit indiquer enfin si le malade a été soumis à un traitement, en quoi il consistait et quel en a été le résultat?

Les conclusions du rapport découlent facilement de tout ce qui précède et en font la troisième partie.

105. *Motifs qui rendent l'isolement nécessaire.* La loi du 30 juin 1838 ne se préoccupe pas seulement des aliénés qui sont dangereux. En encourageant la fondation des asiles, le législateur a voulu principalement que tous ces malades y fussent traités, et a pour ainsi dire reconnu en principe que dans le plus grand nombre des cas *l'isolement* est la première condition du traitement. La nécessité de l'isolement ne résulte donc pas uniquement du danger que peut courir la sécurité des personnes ou l'ordre public ; elle dépend surtout des chances de guérison ou d'*amélioration* que l'aliéné rencontre dans un établissement bien organisé. Peu de familles ont toutes les aisances nécessaires pour soustraire les aliénés à toutes les causes d'excitation capables d'aggraver la maladie. Il en est peu dont la position leur facilite l'emploi des moyens curatifs et leur permette de soumettre ces malades à des habitudes régulières. Les gens riches peuvent avoir recours à des voyages, à la fréquentation des eaux et ne se décider

à l'isolement qu'autant que ces moyens n'ont eu aucun succès ; mais les familles qui n'ont qu'une fortune médiocre trouvent de grands avantages à placer leurs malades dans un établissement spécial. L'isolement est une nécessité pour *tous* les aliénés indigents sans exception ; la loi consacre ce principe, et l'examen de ses dispositions ne nous laisse aucun doute à cet égard.

Les art. 18 et 19 ne paraissent prescrire l'intervention de l'autorité que dans les cas où l'aliéné est dangereux. Aussi presque tous les arrêtés mentionnent-ils des accès de fureur chez des individus qui, une fois admis dans l'asile, se montrent tout à fait inoffensifs. Ces accès, en général passagers, sont ordinairement le résultat d'une irritabilité très–vive, excitée par des contrariétés, des écarts de régime. Il est peu d'aliénés qui, dans des circonstances données, ne puissent devenir dangereux, et il est presque impossible de déterminer à l'avance l'étendue d'un danger qui dépend le plus souvent du hasard. Telle monomanie ou lypémanie, en apparence inoffensive dès le début, mérite toutefois l'attention la plus sérieuse ; et c'est dans cette appréciation que doit s'exercer toute la sagacité du médecin. Nul ne se méprendra sur les conséquences possibles de l'exaltation du maniaque, tout le monde comprend le danger qu'il y a d'abandonner à eux-mêmes les individus arrivés à la démence. Mais dans ces diverses formes du délire, que de nuances il faut savoir saisir ! combien il faut de soins pour observer un monomaniaque qui conserve quelquefois tous les dehors de la raison et qui, dans la première période de sa maladie, fait tous les efforts pour en dissimuler l'existence ! L'art. 25 de la loi nous démontre du reste que le législateur n'a pas voulu restreindre l'intervention de l'autorité aux seuls cas de danger imminent. Il l'a en quelque sorte rendue tutrice légale des aliénés et lui a conféré le droit d'ordonner l'isolement toutes les fois que la nécessité du traitement est reconnue. Son action protectrice devrait aussi s'étendre aux infortunés que leurs familles séquestrent arbitrairement dans un appartement de leur maison, où ils ne reçoivent pas les soins qu'exige leur état et où ils sont privés de toutes les chances de guérison. Lorsque la loi exige de nombreuses garanties pour le placement dans les asiles publics, il y aurait de l'inconséquence à laisser aux familles le droit d'emprisonner arbitrairement et sans contrôle un aliéné qui, en raison de son état, ne peut faire entendre ses justes plaintes. Enfin nous nous permettons de signaler une autre lacune dans notre législation, qui garde le silence sur le placement des aliénés dans des asiles situés en pays étrangers. Il est facile de prévoir les graves abus qui peuvent en résulter.

Ces réflexions, auxquelles nous avons donné autant d'étendue pour bien faire comprendre l'esprit de la loi, nous amènent donc naturellement à reconnaître que le médecin doit, dans la dernière partie de son rapport, justifier la demande d'admission par la nécessité d'un traitement que l'aliéné ne peut recevoir dans sa famille, et qui, s'il n'amène pas la guérison, doit du moins avoir pour résultat l'amélioration de sa position. Il fera connaître en outre des éventualités qui, dans le cours de la maladie, peuvent faire courir quelques dangers à la sécurité des personnes ou à l'ordre public.

106. Nous ne terminerons pas ce chapitre sans émettre le vœu de voir l'aliénation mentale être l'objet

d'un enseignement spécial dans nos facultés, où jusqu'alors il en a été à peine question. Car par suite des dispositions légales que nous venons d'analyser, tous les médecins se trouvent appelés à concourir aux progrès de cette branche importante de l'art de guérir. C'est à eux surtout qu'il appartient de combattre les nombreux préjugés et les erreurs qui ont cours sur les aliénés. Quelle que soit, dans bien des cas, la difficulté de leur position, leur devoir est d'éclairer l'autorité locale et les familles, et de les intéresser en faveur de malheureux qu'on laisse trop souvent exposés à la risée publique tant qu'ils ne sont pas à craindre, de peur de grever le budget de la commune d'une modique pension. On ne saurait protester avec trop d'énergie contre cette parcimonie injuste qui tend à priver de tout secours les infortunés qui en ont le plus besoin. Il est encore un autre fait que nous ne devons pas passer sous silence et sur lequel on ne peut trop appeler l'attention de l'autorité supérieure. Des individus interdits par jugement sont pourtant laissés en liberté, comme si l'interdiction seule devait prévenir les actes de violence qui ont motivé les poursuites. Il y a plus, je suis persuadé que, dans ces cas, l'interdiction sans l'isolement doit nécessairement amener les conséquences les plus fâcheuses, puisqu'elle ne peut qu'accroître l'irritabilité de l'aliéné et multiplier ses antipathies contre les personnes avec lesquelles il est en rapport. L'interdiction protège la fortune de la famille ; mais elle ne protège pas la vie et la propriété des autres, et surtout elle *ne guérit pas*. La loi sur les aliénés est précise ; mais dans combien de communes est-elle inexécutée soit qu'elle y soit inconnue, soit qu'elle y soit mal interprétée ! L'autorité administrative ne saurait à cet égard exercer une surveillance trop active.

107. Les considérations qui précèdent faisaient l'objet d'un rapport que j'adressai en 1839 à **M.** le préfet du Bas–Rhin qui, par un arrêté du 17 février 1840, en adopta les conclusions et décida qu'il serait adressé aux médecins du département un bulletin médical contenant une série de questions dont la solution doit être produite à l'appui des demandes d'admission. Je transcris ici ce bulletin en introduisant toutefois dans la rédaction de quelques questions certaines modifications qui me paraissent indispensables ; je les indique en caractères italiques.

BULLETIN MÉDICAL.

1.

Noms, prénoms, âge, profession, religion, *état civil* et domicile de l'aliéné.

2.

Quels étaient, avant l'invasion de la maladie, le caractère et les habitudes du malade ? *Quelles ont été les principales circonstances de sa vie avant cette époque ? Quelle a été son éducation ?*

3.

Durée antérieure de la maladie ? Si elle est périodique, à quelle époque a éclaté le premier accès ? quelle a été la durée de chacun des accès ? *quel temps s'est écoulé entre eux ?*

4.

L'invasion a-t-elle été subite ? *ou bien y a-t-il eu une période d'incubation ?*

5.

Quels sont les symptômes qui l'ont précédée?

6.

Quelles en sont les causes *prédisposantes et occasion-nelles?* dans quelles circonstances a-t-elle éclaté? *quelles ont été les conditions de causalité psychiques et somatiques?* y a-t-il eu une prédisposition héréditaire directe ou indirecte?

7.

Quel était jusqu'à l'invasion de la maladie mentale le tempérament de l'individu? quelles modifications a subies sa constitution?

8.

A-t-il existé ou existe-t-il encore des maladies phy-siques (affections du cœur, de la poitrine, etc.)? *quels rapports existe-t-il entre ces lésions somatiques et l'état mental de l'aliéné? à quelle époque remonte l'origine de ces affections? à quelles causes peut-on les rapporter? quelles sont les principales phases de leur développement?*

9.

Sous quelle forme se présente l'aliénation mentale (Monomanie, lypémanie, manie, démence, imbécil-lité, idiotie)?

10.

Quels en sont les principaux symptômes caractéris-tiques? *quelle en est la marche?*

11.

Le désordre *intellectuel* est-il général ou partiel?

12.

S'il est général, y a-t-il des idées dominantes? quelle en est la nature?

13.

La maladie est-elle continue, ou bien observe-t-on des rémissions?

14.

Observe-t-on des penchants instinctifs résultant soit d'hallucinations, soit d'impulsions irrésistibles, soit d'une perversion des sentiments affectifs?

15.

Si l'aliéné est atteint de démence consécutive, cette forme du délire succède-t-elle à la monomanie, à la lypémanie ou à la manie? à quelle époque remonte cette transformation? quelles en ont été les causes et les principales circonstances? la démence est-elle compliquée de paralysie générale?

16.

Dans les cas où l'aliénation mentale est compliquée d'épilepsie, cette complication a-t-elle précédé ou suivi l'invasion de la folie? quelles en sont les causes?

17.

Le malade se livre-t-il à des actes de nature à compromettre l'ordre public et la sécurité des personnes?

18.

Quelle est la cause probable de ses déterminations?

19.

Quelles sont les circonstances qui peuvent contribuer à le rendre dangereux?

20.

De quelle nature sont les rapports de l'aliéné avec les personnes qui l'entourent?

21.

Quelles sont ses habitudes ordinaires?

22.

Quel est l'état de la constitution du malade? comment s'exercent les diverses fonctions?

23.

A-t-on soumis le malade à un traitement? quels moyens a-t-on employés? quel en a été le résultat?

24.

Pour quels motifs l'isolement est-il réclamé? quel peut en être le résultat?

FIN.

TABLE DES MATIÈRES.